Leo Koslowski

Maximen in der Medizin

Maximen in der Medizin

Herausgeber

Leo Koslowski

Mit 2 Abbildungen und 14 Tabellen

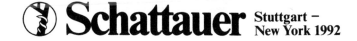 **Schattauer** Stuttgart – New York 1992

Herausgeber:
Professor Dr. med. Leo Koslowski
Kleiststraße 7

7400 Tübingen

Die Deutsche Bibliothek – CIP-Einheitsaufnahme

Maximen in der Medizin : mit 14 Tab. / hrsg. von Leo
Koslowski. – Stuttgart ; New York : Schattauer, 1992
ISBN 3-7945-1503-X
NE: Koslowski, Leo [Hrsg.]

In diesem Buch sind die Stichwörter, die zugleich eingetragene Warenzeichen sind, als solche nicht besonders kenntlich gemacht. Es kann also aus der Bezeichnung der Ware mit dem für diese eingetragenen Warenzeichen nicht geschlossen werden, daß die Bezeichnung ein freier Warenname ist.

© 1992 by F. K. Schattauer Verlagsgesellschaft mbH, Lenzhalde 3, 7000 Stuttgart 1, Germany

Printed in Germany

Satz, Druck, Einband: Allgäuer Zeitungsverlag GmbH, Kempten/Allgäu

ISBN 3-7945-1503-X

Inhalt

IV. Voluntas aegroti suprema lex – Der Wille des Kranken ist oberstes Gebot

Vorwort

CIVITAS, Gesellschaft zur Förderung von Wissenschaft und Kunst e. V. München, legt hiermit den 13. Band ihrer „Resultate" vor. Er berichtet über die Tagung „Maximen in der Medizin", die vom 3. bis 5. Oktober 1990 in Tübingen stattfand.

Herausgeber und Autoren danken der Robert-Bosch-Stiftung Stuttgart, insbesondere Herrn Diplomkaufmann Hans-Jürgen Firnkorn sowie der Stiftung „Forschungsinstitut für Philosophie Hannover", für die großzügige Unterstützung und Frau Anna Maria Hauk M. A. für ihre unermüdliche Hilfe.

Leo Koslowski

Verzeichnis der Teilnehmer

Dr. phil. Konrad Adam
  Publizist, Frankfurter Allgemeine Zeitung

Prof. Dr. med. Jürgen Bierich
  em. Direktor der Universitäts-Kinderklinik Tübingen

Prof. Dr. med. Johannes Dichgans
  Dircktor der Abteilung für allgemeine Neurologie der Universität Tübingen

Prof. Dr. med. Horst Dilling
  Direktor der Psychiatrischen Klinik der Medizinischen Universität Lübeck

Prof. Dr. med. Rudolf Ferlinz
  Direktor der III. Medizinischen Klinik der Universität Mainz

Dipl.-Kaufmann Hans-Jürgen Firnkorn
  Robert-Bosch-Stiftung, Stuttgart

Prof. Dr. jur. Hans Ludwig Günther
  Professor für Straf- und Strafprozeßrecht an der Universität Tübingen

Prof. Dr. med. Leo Koslowski
  em. Direktor der Chirurgischen Klinik der Universität Tübingen

Prof. Dr. med. Peter Koslowski
  Direktor des Forschungsinstituts für Philosophie Hannover

Stefan Koslowski M.A.
  Forschungsinstitut für Philosophie Hannover

Prof. Dr. phil. Hermann Krings
  em. Professor für Philosophie an der Universität München

Prof. Dr. phil. Dr. rer. nat. Reinhard Löw
  Direktor des Forschungsinstituts für Philosophie Hannover

Prof. Dr. med. Wolfgang Mangold
  Lehrbeauftragter für Allgemeinmedizin an der Medizinischen Fakultät (klin.
  Medizin) der Universität Tübingen

Dr. phil. Johannes Gobertus Meran
  Medizinische Hochschule Hannover

Prof. Dr. med. Hubert Poliwoda
  Direktor der Abteilung Hämatologie und Onkologie der Medizinischen
  Hochschule Hannover

Sebastian Poliwoda M.A.
  Forschungsinstitut für Philosophie Hannover

Prof. Dr. med. Konrad Schwemmle
   Leiter der Klinik für Allgemeinchirurgie der Universität Gießen

Dr. med. Christian Spaemann M.A.
   Universität München

Prof. Dr. phil. Ulrich Steinvorth
   Professor für Philosophie an der Universität Hamburg

Prof. Dr. med. Richard Toellner
   Professor für Geschichte der Medizin an der Universität Münster

Prof. Dr. phil. Wilhelm Vossenkuhl
   Professor für Philosophie an der Universität Bayreuth

Prof. Dr. phil. Georg Wieland
   Professor für Philosophie an der Universität Tübingen

Dr. rer. pol. Klaus Wieland
   Diplomvolkswirt, München

Prof. Dr. med. Hans-Bernhard Wuermeling
   Vorstand des Instituts für Rechtsmedizin der Universität Erlangen-Nürnberg

Einführung „Maximen in der Medizin"

L. Koslowski

Die Medizin ruht auf einer breiten theoretischen Basis. Aber sie ist keine exakte Naturwissenschaft; zwar bedient sie sich naturwissenschaftlicher Methoden; sie ist aber auch Philosophie, und vor allem ist sie praktisches Handeln unter ethischen Maximen.

Der Arzt muß handeln, und dies häufig unter Ungewißheit. Hierfür benötigt er Regeln. Naturwissenschaftliche, rechtliche, ökonomische und soziale Überlegungen reichen als Entscheidungshilfen nicht aus. Hinzu kommen müssen eben auch ethische Maximen. Ihre Bedeutung für die Weiterbildung, besser gesagt, für die Erziehung junger Ärzte kann nicht hoch genug eingeschätzt werden. Die Maximen bestimmen das Ethos einer Klinik, einer Ärzteschule und damit das menschliche Klima, in dem Hunderte von Ärzten, Schwestern und Pflegern, technische Assistenten und Krankengymnastinnen leben, denken und handeln.

Die ethischen Regeln, an denen sich ein leitender Arzt orientiert, die er täglich vorlebt, formen seine Schüler weit mehr als das gemeinsame medizinische Wissen und Können und begleiten sie durch ihr Berufsleben. Fachwissen kann man erlernen, Berufsethos muß man erleben und erfahren. Hier liegt die Ursache für manche Defizite, die wir beklagen.

Die logischen und chronologischen Schritte im Denken des Arztes, seine Entscheidungen, sein praktisches Handeln stehen immer unter der Abfolge von Diagnostik, Indikation, Therapie und Prognose. Die schwierigste und folgenreichste Entscheidung ist die Indikation, die Anzeige für oder gegen eine bestimmte Behandlung. Deren Erfolg oder Mißerfolg, oft genug das Schicksal eines Kranken, werden von der Indikation bestimmt.

In dieser Phase ärztlichen Handelns sind Maximen besonders hilfreich – manchmal die Regel: „Im Zweifelsfalle tue gar nichts!"

Sie stammt übrigens aus den napoleonischen Feldzügen von einem russischen General und steht in krassem Gegensatz zu der alten preußischen Maxime: „Ein falscher Entschluß ist besser als gar keiner." Auch in der praktischen Medizin sind Situationen denkbar, in denen die eine oder andere der beiden militärischen Regeln Anwendung finden können.

Letzten Endes ist die ärztliche Entscheidung ja immer die Konsequenz aus einer Vorteils- und Güterabwägung im wohlverstandenen Interesse eines Kranken. Das Besondere in der Medizin liegt darin, daß der Patient das Risiko ärztlicher Entscheidungen trägt. Daraus ergibt sich für den Arzt die Pflicht, Gesinnungs- und Verantwortungsethik miteinander zu verbinden. Handeln unter Ungewißheit setzt immer eine Gewissensentscheidung voraus. Das macht solche Entscheidungen ja so schwer! „Nichts ist verführerischer als die Freiheit des Gewissens", läßt Dostojewski den Großinquisitor sagen.

Gewiß liegt die Frage nach der Diskrepanz zwischen den ethischen Imperativen und dem faktischen Verhalten des Arztes nahe. Wie weit kann er seiner Maxime folgen? Muß er unterschiedliche oder gegensätzliche Forderungen gegeneinander abwägen? Kompromisse sind manchmal unausweichlich. Das kann nur an praktischen Beispielen aufgezeigt werden.

Maximen und Gebote

Über die Mannigfaltigkeit der Regeln, die das menschliche Handeln bestimmen

H. Krings

I

Maximen in der Medizin sind das Thema dieses Symposions. Eine Reihe von vier solcher Maximen, die zum Teil seit über zweitausend Jahren zum ärztlichen Ethos gehören, bilden den Leitfaden[1]. Im folgenden soll nicht über die Maximen im einzelnen gesprochen werden; das geschieht in den vier Gesprächskreisen. Ich möchte auch nicht die medizinische Ethik (Bioethik) als solche thematisieren. Dazu liegt eine bemerkenswerte Literatur vor[2]. Doch den Stand dieser Diskussion aufzugreifen würde zu weit führen.

Ich beschränke mich auf zwei philosophische Fragen; einmal die Frage, wie allgemeine Sätze, also z. B. „non nocere, utilis esse" zur Anwendung kommen können; denn das konkrete Tun ist singulär, der Satz aber allgemein. Erfragt ist der Bezug von konkretem Tun und Maxime.

Diese Frage zu erörtern, ist Tübingen gerade der richtige Ort. Rüdiger Bubner, einer der hiesigen Philosophen, hat von einem handlungstheoretischen Ansatz die Bedeutung der Maxime für die praktische Philosophie neu entdeckt und aufschlußreiche Analysen der Bezüge von konkretem Tun und Maxime durchgeführt[3]. Zu diesem handlungstheoretischen Ansatz läßt sich der hier vorgetragene ethische Ansatz als komplementär verstehen.

Die zweite Frage, die ich erörtern möchte, zielt auf den Geltungsgrund der Maxime. Die Tatsache, daß sie gelten, nehmen wir hier an; doch diese Tatsache allein ist noch keine Antwort auf die Frage: Ist diese Geltung begründet? Von der Tatsache des Geltens auf dessen Begründetsein zu schließen wäre ein sogenannter naturalistischer Fehlschluß. – Die Frage nach dem Geltungsgrund wird nicht in apologetischer Absicht gestellt: mit welchen Gründen könnten die Maximen verteidigt werden, wenn jemand sie bestreiten wollte? Sie wird vielmehr in ethischer Absicht gestellt. Aufgabe der Ethik ist es u. a., vernünftige Gründe für die Geltung von Regeln des menschlichen Handelns anzugeben. Der Vernunft, von der hier die Rede ist, ist es eigentümlich, daß sie sich selbst als sittliche Vernunft begreift und behauptet. Es geht bei dieser zweiten Frage also nicht darum, ob die Regel – sei sie Gebot, Maxime oder Usance – funktional sei, ob also der Arzt,

---

1   Primum non nocere; zuerst nicht schaden. Primum utilis esse; zuerst nützlich sein. Salus aegroti suprema lex; das Wohl des Kranken ist höchstes Gebot. Voluntas aegroti suprema lex; der Wille des Kranken ist höchstes Gebot.
2   Auch „Civitas" hat schon früh in die Diskussion eingegriffen; die Beiträge des dritten Symposions erschienen unter dem Titel „Die Verführung durch das Machbare" 1983.
3   Rüdiger Bubner, Geschichtsprozesse und Handlungsnormen. 1984.

der sich die Regel zur Maxime macht, dadurch ein erfolgreicher Arzt wird. Es geht auch nicht lediglich um ein Standesethos. Es geht vielmehr darum, daß bei der Annahme der Maxime der Handelnde mit sich selbst – nicht nur als Arzt, sondern auch als Mensch und sittliche Person – in Übereinstimmung steht.

II

Ich kehre zu der ersten Frage, zu der Frage nach der Anwendung von Maximen zurück.

1. Das Handeln des einzelnen Menschen und insbesondere des Arztes ist – ich sagte es schon – immer singulär: er hat es mit einem bestimmten Menschen als Kranken zu tun, und der Krankheit, die zwar einen allgemeinen Namen hat, begegnet er in einem singulären Kontext. Wie soll da eine allgemeine Regel greifen können? Ferner: Das Handeln des einzelnen Menschen und insbesondere des Arztes ist immer komplex; es ist multifaktoriell. Es hat auch niemals nur *eine* Wirkung, sondern mehrere; und: die Folgen und Nebenfolgen des ärztlichen Tuns sind generell nicht vollständig abzusehen. Dafür, daß es zur „salus aegroti" führt, kann auch die fehlerlose ärztliche Kunst nicht garantieren. Wie kann innerhalb des hochkomplexen und zugleich singulären Tuns eine allgemeine Regel als Maxime zur Geltung kommen und wirksam werden?

2. Um bei der Suche nach Antwort auf diese Frage nicht eine falsche Richtung einzuschlagen, ist es gut, sich zwei Vorgegebenheiten bewußt zu machen. Sie sind nicht neu, aber – mit Recht – nicht immer bewußt.

Die erste Vorgegebenheit: Die einzelne Handlung geht nicht in den Regeln auf, denen sie folgt. Das Handeln eines Menschen ist nicht total normierbar. Diese Negation ist die Kehrseite der eben erwähnten Singularität des Handelns. Es kann darum auch nie aus den Regeln oder Normen abgeleitet werden dergestalt, daß es eine strenge Schlußfolgerung gäbe: der allgemeine Satz lautet so und so; ich mache ihn mir zur Maxime; also muß ich so und nicht anders handeln. So wenig es eine strenge Ableitung des Tuns aus der Maxime gibt, so wenig gibt es auch umgekehrt keine absolute Entsprechung von Handlung und Regel. Eine logische Identität ist ausgeschlossen. Doch wenn auch aus der Maxime „nicht schaden" sich nicht ergibt, was zu tun ist, und wenn auch die ärztliche Maßnahme, da sie doch eine Veränderung im Organismus bewirkt, nicht absolut als Nichtschaden beurteilt werden kann, so sagt sie doch, was zu unterlassen ist: nämlich Maßnahmen, deren Wirkungen in erster Linie schädlich sind.

Dieses ist nun ein Befund, der für die Anwendung von allgemeinen Normen auf das Handeln von kaum zu überschätzender Bedeutung ist. Die Norm im Hinblick auf das menschliche Handeln ist höchst selten positive Norm, wohl aber – und wenn ich recht sehe, immer – negative Instanz. Um ein Beispiel aus einem anderen Bereich zu nehmen: Aus dem alten Gebot, der Mensch soll sich nicht ein Bild von Gott machen, geht nicht die rechte Art der Gottesverehrung hervor, nur eben, daß Israel nicht wie die Nachbarvölker Götterbilder machen solle. Doch auch aus dem positiven Gebot Jesu, Gott müsse „im Geist und in der Wahrheit" angebetet werden, geht nicht die Art des Tuns hervor. Aus diesem

Wort ist jedoch mit Sicherheit zu entnehmen, daß die Verehrung Gottes ohne das Pneuma und ohne die Wahrheit nicht möglich ist.

Analoges gilt auch für die Maxime in der Medizin: selbstverständlich für eine negative Maxime wie „nicht schaden"; jedoch auch aus der positiv formulierten Maxime „vor allem nützen" kann nicht die bestimmte Art des Tuns abgeleitet werden; sie besagt aber, daß der Arzt alles unterläßt, wovon er weiß, daß es nutzlos ist (wobei das, was auf der einen Ebene nutzlos ist, auf einer anderen Ebene nützlich sein kann wie z. B. ein Placebo, und somit das Tun des Nutzlosen wegen des endlich Nützlichen doch noch der Maxime entspricht). – Fragt man also nach der Anwendung der Maxime, so gilt, daß es keine totale und perfekte Anwendung gibt. Sie zu suchen wäre falsch. Bedeutsam, ja unverzichtbar ist die Geltung der Maxime aber als negative Instanz[4].

3. Die andere Vorgegebenheit, auf die hier hinzuweisen ist, ist der ersten einerseits entgegengesetzt, andererseits ist sie komplementär. Denn wenn auch das einzelne Handeln singulär ist und aus Regeln nicht abgeleitet werden kann, so ist es doch nie absolut beliebig in dem Sinn, daß gar keine Regel es bestimmen würde. „Bevor" – zeitlich wie strukturell – bevor wir daran gehen, uns Regeln zu Maximen zu machen, sind für alles, was geschieht, schon Regeln in Kraft. Das gilt zunächst für die Natur. Es gilt aber auch für alles, was wir tun. Die Setzung einer Norm, sei sie Gebot, Maxime oder Brauch, erfolgt nie in einem regelfreien Raum; das Tun, das durch die Maxime normiert werden soll, steht schon unter einer Mannigfaltigkeit von biologischen, historischen und sozialen Regeln.

Mit diesem allgemeinen Befund eröffnet Immanuel Kant seine Vorlesungen über Logik, der Wissenschaft, die von den Regeln des Denkens handelt.

„Alles in der Natur, sowohl in der leblosen, als auch in der belebten Welt, geschieht *nach Regeln*, ob wir gleich diese Regeln nicht immer kennen. – Das Wasser fällt nach Gesetzen der Schwere, und bei den Tieren geschieht die Bewegung des Gehens auch nach Regeln. Der Fisch im Wasser, der Vogel in der Luft bewegt sich nach Regeln. Die ganze Natur überhaupt ist eigentlich nichts anderes, als ein Zusammenhang von Erscheinungen nach Regeln; und es gibt überall *keine Regellosigkeit*. Wenn wir eine solche zu finden meinen, so können wir in diesem Falle nur sagen: daß uns die Regeln unbekannt sind." (Logik, Einleitung, I. Begriff der Logik AA IX, 11.)

Als Beispiel würden wir heute nicht nur schöne Beispiele wie den Wasserfall, die Bewegungen der Tiere oder den Vogelflug nennen; wir würden auf das genetische Programm verweisen oder auf den bisher kaum bekannten Reichtum an Regeln, den die Verhaltensforschung für das Verhalten vor allem von höheren Tieren entdeckt hat, oder auch auf das komplexe Geflecht sozialer Bindungen und Patterns der intersubjektiven Kommunikation und Interaktion in menschlichen Gesellschaften. Kant fährt übrigens, nachdem er die durchgängige Regelbestimmtheit naturaler Prozesse vorangestellt hat, sogleich mit dem Hinweis auf

---

[4] Daß viele sittliche und rechtliche Normen Verbote sind, wird oft negativ bewertet: das menschliche Tun werde nur eingeschränkt; die Moral sei negativ. Ganz das Gegenteil aber ist der Fall: Das Verbot eröffnet einen weiten Raum der Handlungsmöglichkeiten; dieser Raum ist allerdings nicht unbegrenzt. Die strikt positive Norm dagegen erlaubt nur *eine* Handlungsmöglichkeit, so z. B. der militärische Befehl.

die „Ausübung unserer Kräfte" fort, die auch unter Regeln stehe, und führt als Prototyp die Sprache an als einen durch und durch von Regeln bestimmten Vollzug, der weder die Bewußtheit noch gar die Erkenntnis der Regeln voraussetzt.

„Auch die Ausübung unserer Kräfte geschieht nach gewissen Regeln, die wir befolgen, zuerst derselben *unbewußt*, bis wir zu ihrer Erkenntnis allmählich durch Versuche und einen längeren Gebrauch unserer Kräfte gelangen, ja, uns am Ende dieselben so geläufig machen, daß es uns viele Mühe kostet, sie *in abstracto* zu denken. So ist z. B. die allgemeine Grammatik die Form einer Sprache überhaupt. Man spricht aber auch, ohne Grammatik zu kennen; und der, welcher, ohne sie zu kennen, spricht, hat wirklich eine Grammatik und spricht nach Regeln, deren er sich aber nicht bewußt ist." (Kant, ibd.)

Ich kann mir zur Maxime machen, grammatisch korrekt zu sprechen; aber dann ist das Regelwerk der Grammatik schon vorher da.

Die Vorgegebenheit von Regeln, und zwar so, daß es „überall keine Regellosigkeit" gibt, ist insofern bedeutsam, als unsere Maximen sich auf immer schon durch Regeln formierte Bereiche und auf ein schon vorgängig durch Regeln bestimmtes Tun beziehen. Das ist für Maximen in der Medizin evident; denn sie setzen voraus, daß das Tun, das sie orientieren sollen, zuvor schon den Regeln der ärztlichen Kunst entspricht. Aber ebendieses den Kunstregeln entsprechende Tun kann auf recht verschiedene Art betrieben werden, so z. B. auch wie ein „Sport" oder als „l'art pour l'art", es kann auch ohne Beachtung und damit ohne Achtung der Person des Kranken betrieben werden. Eben das durch hochrangige Regeln bestimmte Tun des Arztes bedarf der ihm zugeordneten Regel: der Maxime. Und umgekehrt: Die Maxime bedarf der regelbestimmten Praxis als Basis; ohne sie wäre sie eine Regel in einem leeren Raum, wo es nichts zu regeln gibt.

Die Angewiesenheit der Maxime auf geregelte Praxis hat zur Folge, daß Handlungsnormen die vorgängige strukturelle Regelbestimmtheit allen Geschehens und Tuns berücksichtigen müssen und nicht apriori aus absoluten Sätzen abgeleitet werden können. Maximen gehen – im Unterschied zu sittlichen Grundsätzen – aus einer Beziehung zur Praxis hervor; anderenfalls bleibt die Maxime leer und vergeblich.

III

Aus den beiden Vorgegebenheiten, daß das Handeln des Menschen nicht völlig normierbar ist und daß einer Regel, die als Norm gesetzt wird, immer schon Regeln vorausgehen, ergeben sich einige Einsichten in das Wesen der Maxime.

1. Maximen – wiewohl praxisnah und praxisorientiert – beziehen sich nicht unvermittelt auf das Tun, sondern sind Regeln für Regeln bzw. für ein schon regelgeleitetes Tun. Die Regeln, die unmittelbar das Tun bestimmen, sind die Kunstregeln, in unserem Fall die Regeln der ärztlichen Kunst. Diese sind vielfach nicht Maximen, sondern strenge Regeln, denen im allgemeinen die Kategorie der Kausalität zugrunde liegt: bestimmten Ursachen entsprechen bestimmte Wirkungen. Nur wer diese gesetzlichen oder durch Erfahrung gefundenen Zusammenhänge kennt, kann den kausalen Prozeß beherrschen. Der kausale Pro-

zeß ist je nach der Art der Wirkung, die erzielt werden soll, steuerbar dadurch, daß die Mittel und Wege variabel sind. (Übrigens begegnen auch in diesem Bereich Maximen etwa in Gestalt des Ökonomieprinzips, das besagt, man solle durch einen möglichst ökonomischen Einsatz der Mittel – sei es Eingriff, Medikament o. a. – das Ziel erreichen.) Die Regeln der ärztlichen Kunst sind „sui generis" und autonom. In diese greifen keine ethischen Maximen ein. Der kausale Prozeß als solcher ist indifferent im Hinblick auf Wohl und Wehe, auf Nutzen oder Nutzlosigkeit; er ist auch nicht von dem Umstand tangiert, ob er mit Willen des Patienten in Gang gesetzt wird oder nicht.

Diese Indifferenz des medizinischen Prozesses im Hinblick auf den Sinn, den der Arzt mit ihm verbindet, ist aber nun gerade der Ort für den Ansatz von ethischen Maximen. Diese sind ihrerseits Regeln „sui generis". Sie ergeben sich nicht aus dem medizinischen Kausalprozeß und gewinnen auch nicht durch ihn ihre Geltung. Sie gehen auch nicht aus den medizinischen Regeln hervor, noch beruhen sie auf einer Verallgemeinerung medizinischer Regeln. Sie sind vielmehr Regeln *für* das durch die ärztlichen Kunstregeln bestimmte Tun. Direkt greift keine der beiden Gattungen von Regeln in das Regelwerk der anderen ein. Darum treten sie auch nicht in Konkurrenz. Die Maxime beeinträchtigt nicht die sachliche Autonomie der medizinischen Regel, und diese beeinträchtigt nicht die sittliche Autonomie der Maxime.

Die Maxime enthält Bestimmungen oder Bedingungen dafür, daß der der Sache nach autonome medizinische Prozeß in Gang gesetzt wird oder nicht und welchem Weg bei möglichen Alternativen der Vorzug zu geben ist.

2. Für die Anwendung von Maximen ist der Gattungsunterschied zwischen den Regeln der beiden verschiedenen Ebenen von hoher Bedeutung. Die Maxime bestimmt nicht unmittelbar die Praxis, so daß aus ihr etwa ein anderer medizinischer Prozeß ableitbar wäre. Eine Veränderung des medizinischen Prozesses ergibt sich aus der medizinischen Forschung – und zwar laufend. Die Forschung wiederum ist keine Instanz für ethische Maximen. Maximen gehören nicht zu den Ergebnissen der medizinischen Forschung. Wohl kann sich in der Forschung das Desiderat oder Postulat einer Maxime ergeben, dann nämlich, wenn ein kausaler Prozeß initiiert wird, dessen Regeln nicht völlig bekannt oder dessen Folgen nicht beherrschbar sind, so daß diese ungewiß bleiben. Die Maxime selbst geht nicht aus der medizinischen Forschung hervor.

3. Man kann den Gattungsunterschied der Regeln auch als einen Unterschied ihres logischen Niveaus verstehen. Die logische Struktur besteht im ersten Fall, also im Fall der ärztlichen Kunstregel darin, daß die Regel einen Bestimmungs*faktor* des Tuns oder des Prozesses enthält. Der Bestimmungsfaktor hat in der neuzeitlichen Medizin vielfach den Charakter eines Kausalnexus, also eines sogenannten Naturgesetzes. Im anderen Fall, also im Fall der Maxime, enthält die Regel einen Bestimmungs*grund* für die Initiierung und Realisierung des vorher genannten Regelprozesses bzw. für dessen Nichtrealisierung.

4. Die Verschiedenheit der Regelebenen ist auch daran erkennbar, daß dieselben Maximen u. U. für ganz verschiedene Bereiche Geltung haben können, was für die reinen Kunstregeln nicht zutrifft. So könnten die hier thematisierten vier Maximen in der Medizin auch als Maximen in der Erziehung, genauer in der

7

Erziehungskunst Geltung haben. Man braucht nur „aegroti" durch „infantis" oder „iuvenis" zu ersetzen. Diese Übertragbarkeit würde ich auch für die vierte Maxime vertreten, welche die Achtung des Willens des Kranken fordert. Es ist nicht die Aufgabe des Erziehers, den Willen des Zöglings zu brechen; vielmehr ist sein vornehmstes Ziel, den Willen zu bilden.

5. Der Unterschied des logischen Niveaus von Regeln ist ein allgemeines Phänomen in der menschlichen Praxis. Besonders stark ist es im Bereich des Rechts ausgeprägt. Ein Vertrag zum Beispiel regelt einen bestimmten (strittigen) Sachverhalt. Der Vertrag selber steht unter den Regeln des Vertragsrechts. Aus diesem ist zwar kein konkreter Vertrag ableitbar, aber es enthält für jeden Vertrag die Kriterien seiner Rechtsgültigkeit. – Entsprechend in der politischen Ordnung: Die Hierarchie der Regelebenen von der Verwaltungsordnung über das Gesetz bis zur Verfassung ist eine Hierarchie des logischen Niveaus der Ordnungskompetenz. Die Verwaltungsanordnung enthält die Regel für die Maßnahme. Das Gesetz enthält die Regel für die Verwaltungsanordnung. Die Verfassung enthält die Regel für das Gesetz. Die Funktionsweise der Regeln auf den verschiedenen Ebenen ist qualitativ verschieden und hat je eigene logische Struktur. Keine kann durch die andere substituiert werden. Jedes Tun oder Regelsetzen steht unter den Kriterien des je höheren Regelniveaus. Die Regel des höheren Niveaus ist jeweils der Geltungsgrund für die Regel des niederen Niveaus. So werden wir auch nach jenen Regeln des höheren Niveaus fragen müssen, die der Geltungsgrund der Maximen sind.

6. Die Rangordnung der Regelebenen hat jedoch auch in der umgekehrten Richtung, also von oben nach unten, Bedeutung. Die höheren Normen bedürfen der Normen der niedrigeren logischen Niveaus, wenn sie zur Anwendung und real zur Wirkung kommen sollen. Erst die Normen der praxisnäheren Niveaus leisten die Vermittlung von höheren Normen in die Praxis des konkreten Handelns. Ohne diese Vermittlung bleiben sie Leerformeln. Diese Vermittlungsbedürftigkeit gilt in allen Bereichen, nicht nur im Bereich von Politik und Recht, sie gilt auch, um ein allgemeines Beispiel anzuführen, für direkt gebietende Gesetze, wie „du sollst den Sabbat heiligen" – eine religiös hochrangige Norm. Aber wie wird sie real wirksam? Vom frühen Israel bis auf den heutigen Tag hat es vielerlei und verschiedenrangige Regeln gegeben, die das hohe Gebot in die Praxis vermittelt und seine Befolgung real bestimmt haben, angefangen von den alttestamentlichen Ritualbestimmungen und Verhaltensvorschriften bis zur sonntäglichen Arbeitsruhe in den westlichen Kulturen (man denke nur an die fortdauernden Auseinandersetzungen über die strittige Regelung der Sonntagsarbeit). – Auch hochrangige Normenbegriffe wie Freiheit oder Gerechtigkeit bedürfen, wenn sie real Geltung erhalten sollen, mannigfacher Vermittlung durch praxisnähere Regeln, deren wichtigste rechtlich kodifiziert sind. Eine Maßnahme damit begründen zu wollen, daß durch sie direkt Gerechtigkeit oder Freiheit hergestellt würde, ist eitel; eitel nicht nur im Sinn von vergeblich, sondern auch von Eitelkeit. Es ist ja nicht immer nur Idealismus und hohe Gesinnung, wenn einer meint, vermittelnde Regeln (Gesetzesregeln oder Maximen) nicht nötig zu haben. Je sensibler und komplexer ein Handlungsbereich ist, um so differenzierter wird das Vermittlungskonstrukt sein, wenn sittliche Normen, aber auch höhere politische und so-

ziale Normen in der Realität des persönlichen und gesellschaftlichen Lebens befolgt und wirksam werden sollen.

Der Bereich der Medizin und insbesondere des ärztlichen Handelns ist von hoher Sensibilität und Komplexheit. So wird auch die Frage, wie sittliche Normen in der Medizin zu realer Anwendung kommen sollen, nicht bloß durch einen moralischen Appell und auch nicht durch die leere Versicherung, man wolle sie beachten, erledigt sein. Sie bedürfen der Vermittlung. Die Maximen sind Vermittler.

IV

1. Maximen können – eben weil praxisnah – durch die Praxis in Frage gestellt werden. Das gilt ganz selbstverständlich für pragmatische Maximen, die möglicherweise mit den Jahreszeiten wechseln, gewiß aber mit neuen Handlungssituationen. Es gilt auch für Maximen in der wissenschaftlichen Forschung. Solche Infragestellung durch die Praxis ist aber problematisch, wenn Maximen eine sittliche Bedeutung haben. Doch auch sie können und werden durch die Praxis in Frage gestellt. Um so größeres Gewicht gewinnt die zweite Frage: Was ist der Geltungsgrund der Maximen in der Medizin?

Es ist ein Zeichen ärztlicher Kultur, wenn die Maximen ohne ausdrückliche Begründung aufgrund eines *Ethos* Geltung haben. (Das Ethos bezeichnet das Ensemble jener Regeln, in denen man „zu Hause" ist.) Ärztliches Ethos ist so alt wie der ärztliche Beruf. Zu ihm können mannigfaltige Maximen gehören, nicht nur die hier thematisierten vier; so z. B. den Kranken anhören; dem Kranken auf Fragen Auskunft geben; dem Kranken keine Auskunft aufnötigen, nach der er nicht fragt, und andere, welche Notwendigkeit und Grenzen der Aufklärung des Kranken betreffen. Doch das lasse ich beiseite, weil ich dafür keine Kompetenz habe; sie würde ärztliche Praxis voraussetzen. Sicherlich haben viele Ärzte sich solche Regeln des Umgangs mit Kranken als Maximen gesetzt.

2. Daß es also ein Ethos gibt, durch das die Maximen „selbstverständlich" Geltung haben, wird nicht in Zweifel gezogen. Wenn gleichwohl die Frage nach dem Geltungsgrund der Maximen gestellt wird, dann aus guten Gründen und nicht um eine Seminardiskussion zu führen. Die Entwicklung der medizinischen Wissenschaft und Kunst und die Entwicklung in der Gesellschaft haben das Ethos nicht unberührt gelassen; ja, es ist in erhebliche Schwierigkeiten geraten.

Den schlimmsten Fall, die Tötung von Kranken durch den Arzt und die gezielte Schädigung von Menschen zu Versuchszwecken in der Zeit des nationalsozialistischen Regimes, erwähne ich nur, um darauf hinzuweisen, daß die Ärzte, welche die vier Maximen außer Geltung gesetzt haben, dadurch nicht nur zu Handlangern von politischen Verbrechern werden konnten, sondern selbst zu Verbrechern geworden sind. Diese Vorkommnisse fordern die Frage nach dem Geltungsgrund heraus. Sie soll jedoch in einer anderen Richtung, welche die *heutige* Medizin betrifft, erörtert werden. Der medizinische Beruf ist nicht ungeteilt der Beruf des Arztes, dessen Ziel es ist, dem Kranken zu helfen. Es gibt auch den Beruf des Mediziners, dessen Ziel es ist, wissenschaftlich zu forschen und Forschungsergebnisse zu erzielen. Von diesen aber weiß man vorab noch nicht, ob sie nützlich sind oder ob sie nicht gar schaden können. Der medizinische Beruf hat sich im 19. und 20. Jahrhundert durch die wissenschaftlichen und technischen Fortschritte strukturell verändert, so daß − wenn ich recht sehe − jeder, der einen medizinischen Beruf ausübt, sei es vornehmlich als Arzt, sei es vornehmlich als Wissenschaftler, davon betroffen ist. Es steht nicht mehr im Belieben des einzelnen Arztes, damit nichts zu tun zu haben. So ist auch die Möglichkeit nicht von der Hand zu weisen, daß bei einer Prävalenz der wissenschaftlichen Zielsetzung die Maximen, wenn auch nicht gerade außer Geltung gesetzt werden, doch zunächst als suspendierbar erscheinen. Die Nichtanwendung einer Norm aber läßt die Norm nicht unberührt: anscheinend muß sie nicht notwendig gelten. Diese Unsicherheit fordert abermals die Frage nach dem Geltungsgrund der Maximen heraus.

3. Sätze, welche die Geltung von Maximen begründen, sind sittliche Grundsätze. − Das Wort Grund-Satz ist wörtlich zu nehmen. Es handelt sich um einen Satz, der einen Grund angibt. Er enthält nicht eine Handlungsregel oder gar eine Handlungsanweisung. Er bezieht sich überhaupt nicht unmittelbar aufs Tun, sondern auf Regeln, in unserem Fall auf die vier Maximen. Der Satz gibt den Grund an, warum die Maxime Geltung beanspruchen darf und auch Geltung beanspruchen muß.

4. Um diese Eigentümlichkeit zunächst an einem allgemein bekannten und in unserer Gesellschaft auch allgemein anerkannten Beispiel zu verdeutlichen, greife ich noch einmal die eben angeführte Regelhierarchie von staatlichem Handeln, Gesetz und Verfassung auf. Wenn die Verfassung der Geltungsgrund für die Gesetze und alles staatliche Handeln ist, was ist der Geltungsgrund der Verfassung? Das Grundgesetz der Bundesrepublik Deutschland hat den Vorzug, daß es diesen Geltungsgrund in Art. 1 GG ausdrücklich nennt. Satz 1 lautet: „Die Würde des Menschen ist unantastbar. Sie zu achten und zu schützen ist Verpflichtung aller staatlichen Gewalt." Dieser Satz ist − an der Stelle, an der er steht − sicherlich ein Rechtssatz; denn er nennt eine Rechtspflicht der staatlichen Gewalt. Diese Pflicht aber bezieht sich − und das ist der materiale Gehalt des Satzes − auf die Würde des Menschen, die durch ihn behauptet und bejaht wird. (Satz 2 Art. 1 gebraucht im Hinblick auf die Menschenrechte das Wort „bekennen".) Insoweit ist er ein sittlicher Grund-Satz. Das ist auch seine Funktion in seiner Stellung als Primarsatz der Verfassung; nämlich den ersten Geltungsgrund für alle weiteren Verfassungsnormen anzugeben. Diese verdanken ihre Geltung nicht allein der puren „Satzung", wie es der Rechtspositivismus annimmt, sondern einem vorstaatlichen sittlichen Gebot. Dieses aber wird nicht erst durch die verfassungsgebende Instanz gegeben; der erste Satz des Grundgesetzes spricht vielmehr eine dieser Instanz vorgegebene sittliche Verpflichtung aus. Darum ist Art. 1 auch nicht durch einen Mehrheitsbeschluß änderbar (GG Art. 79 Satz 3). Er ist der Satzungswillkür entzogen.

5. In analoger Weise gibt es sittliche Grundsätze für die Maximen in der Medizin. Bei ihnen handelt es sich nicht um höhere oder allgemeinere Maximen; deren Geltung wäre ja ebenfalls begründungsbedürftig. Die Grund-Sätze sind (abermals) anderer Gattung im Vergleich zu den Maximen bzw. den ärztlichen

Kunstregeln. Sie geben auf eine Warum-Frage Antwort: Warum dürfen oder müssen bestimmte Maximen gelten?

Sittliche Grundsätze zu nennen, welche diese Begründung leisten, ist eine Aufgabe der Ethik – eine nicht geringe und nicht schnell zu erledigende Aufgabe; sie kann hier nicht in Angriff genommen werden. Doch soll die Begründungsstruktur an zwei hier einschlägigen Beispielen aufgewiesen werden (unter Bezugnahme auf Kant).

Der eine Grund-Satz sagt: den Menschen achten und ihn als ein Wesen von Freiheit und sittlicher Vernunft anerkennen.

Der andere Grund-Satz sagt, daß der Mensch niemals nur als Mittel gebraucht werden darf, sondern immer auch Ziel und Zweck des Handelns ist.

Diese Sätze sind nicht praxisnah; sie sind nicht verallgemeinerte Maximen. Sie reden nicht vom praktischen Handeln, sondern von Handlungsgrundlagen, wie immer man diese nennen mag: Grundeinstellung, Gesinnung, sittliche Überzeugung o. a. Sie haben hier insofern Bedeutung, als der erste Grundsatz den Geltungsgrund für die Maximen I und IV angibt, der andere Grundsatz für die Maximen II und III.

6. Warum *non nocere*? Weil es geboten ist, das Menschsein des Menschen zu achten. Der Satz von der Achtung des Menschen enthält eine Bejahung. Der negativ formulierten Maxime „nicht schaden" liegt also – und das zu sehen, ist wichtig – eine Bejahung zugrunde: die Bejahung des Menschseins und des Gutseins des Menschen – vom biologischen und leiblichen bis zum seelisch-geistigen Gutsein, vom pragmatischen bis zum sittlichen Gutsein. Die transzendentale Bejahung des Menschen ist ein Akt der Freiheit; niemand kann zu ihr genötigt werden. Eine sittliche Gesinntheit geht nur in Freiheit hervor. Der transzendentale Akt der Bejahung des Menschen ist der Grund der Maxime „nicht schaden". Ohne diesen Grund ist die Maxime verloren.

Warum *utilis esse*? Weil der Mensch nie nur als Mittel gebraucht werden darf; vielmehr soll er primär das maßgebende Ziel unseres Seins und Handelns sein. Der Grundsatz schließt nicht aus, daß auch mittels des Menschen Ziele angestrebt werden; ja in fast allem unserem Tun sind wir auf die Hilfe oder Mitarbeit anderer Menschen angewiesen, ohne die wir nichts ausrichten könnten. Im gesellschaftlichen Kontext trifft das für den weiten Bereich der „Dienstleistungen" zu, zu denen auch der ärztliche Dienst und der Pflegedienst gehören. Einen Dienst zu leisten, wie überhaupt das Dienen, ist höchst achtenswert. Wer dient, fördert gewiß die Ziele anderer. Doch nicht er selbst ist das Mittel, sondern eine Leistung, die er erbringt. Die Leistung, sei sie gefordert oder erwartet oder „sua sponte" erbracht, dient als Mittel für die Ziele anderer. Gerade da, wo der Mensch einen Dienst leistet, darf er nicht zum bloßen Mittel herabgesetzt werden. Er selbst als Person ist nicht Mittel. Das gilt auch noch dort, wo ein Mensch sich als Versuchsperson oder als Blutspender zur Verfügung stellt. Die Leistung ist das Mittel; das Gutsein des Menschen ist der Zweck.

Dieser Zweck ist nicht substituierbar durch vermeintlich höhere Zwecke: sei es die Nation, sei es der Fortschritt. Auch nicht die Erforschung der Wahrheit, auch nicht die Religion rechtfertigen es, den Menschen als ein Mittel in Anspruch zu nehmen.

Warum die *salus aegroti*? Aus demselben Grund: weil das Gutbefinden, die *salus* des Menschen, Zweck und Ziel unseres Umgangs und unseres Handelns mit Menschen sein muß. Hier im Fall des Kranken wird ausdrücklich, daß der Zweck des Handelns nicht nur der Mensch im allgemeinen ist, sondern das Gutsein und Gesundsein des Menschen. Was immer Gesundheit heißen mag und welches Wohl auf dem Spiel steht, ob körperliches oder seelisches Wohl, geistiges oder religiöses Wohl, die „salus hominis" ist schlechthin der Zweck unseres Handelns, und so ist die „salus aegroti suprema lex" des ärztlichen Handelns.

Die Maxime spricht vom Kranken, also von jemandem, dem auf alle Fälle etwas fehlt und der nicht gesund ist. Um dem Wohl des Kranken zu dienen, ist es nicht notwendig, die Gesundheit zu definieren. Ärztliches Handeln will dem Leiden begegnen und Heilung ermöglichen.

Warum soll die *voluntas aegroti* höchste, also nicht in Frage zu stellende Regel sein? Nicht aufgrund eines liberalen Gewährenlassens oder gar, um die Verantwortung des Arztes zu mindern. Der Grund dieser Maxime ist das Gebot, die Freiheit des anderen anzuerkennen und zu achten. Die Anerkennung der Freiheit des anderen und im konkreten Fall die Achtung des Willens des Kranken besagen nicht, daß man den Kranken nicht (eben aufgrund der vorausgegangenen Maximen) überzeugen soll. Die Maßgeblichkeit des Willens des Kranken besagt auch nicht, daß, wenn es nicht gelingt, den Kranken zu überzeugen, der Arzt nicht in einen Konflikt mit der Maxime geraten kann.

Zum Charakter des Verhältnisses von Mensch und Norm gehört es, daß er mit der Norm in Konflikt geraten kann. Doch das bedeutet nicht, daß durch den Konflikt die Geltung der Norm in Frage gestellt wäre. Also: Die Maxime *voluntas aegroti suprema lex* gilt, und zwar weil der Grund ihrer Geltung, nämlich die Anerkennung der Freiheit des anderen, durch einen Konflikt nicht außer Kraft gesetzt wird. Doch wenn der Arzt im bestimmten Fall glaubt, es nicht verantworten zu können, dem Willen des Kranken entsprechend zu handeln, dann muß er sich des Konfliktes mit der nach wie vor geltenden Maxime bewußt sein.

Auch in anderen Bereichen nehmen wir in bestimmten Fällen einen Konflikt mit einem Gesetz, also eine Übertretung, in Kauf. Dieses kann nur die Ausnahme sein; aber diese gehört wohl zur „conditio humana". (In der Zeit des nationalsozialistischen Regimes konnte die bewußte Mißachtung von staatlichen Gesetzen zum Dauerzustand werden; aber wir waren uns bewußt, daß, auch wenn moralische Gründe zur Mißachtung von Gesetzen führten, dieser Zustand demoralisierend war.) Im Konfliktfall und gerade in ihm bleibt die Maxime in Geltung. Nur so kann ihre Verletzung moralisch verantwortet werden.

7. Es wird dem Leser nicht entgangen sein, daß die sittlichen Grundsätze, die den Maximen zugrunde liegen, Varianten eines einzigen Grund-Satzes sind, der als das Prinzip aller sittlichen Grund-Sätze bezeichnet werden kann, nämlich die Bejahung des Menschen als „Zweck an sich selbst"; so der Ausdruck Kants. Der Mensch nicht nur als sittliches Vernunftwesen, auch als ein höchst wunderbares und verletzliches Lebewesen ist der Inhalt, der die Formalität der Maximen füllt. Man kann diese transzendentale Bejahung des Menschen religiös verstehen: Der Mensch ist ein Geschöpf Gottes. Man kann sie zugleich autonom verstehen als die Anerkennung der Freiheit durch Freiheit.

Dieser erste Grund, der alle Gebote, Maximen und Handlungen trägt, ist jedoch nicht eigentlich ein „Satz", sondern ein Akt: ein Akt transzendentaler Bejahung und Anerkennung der Freiheit. Dieser Akt tritt nicht als solcher in Erscheinung; er ist im Gebot, in der Maxime enthalten, gewissermaßen von ihnen umschlossen, ihr inneres Prinzip, der tragende Grund. Die Gebote und Maximen sind Weisen seines Erscheinens.

Dieser Akt ist selber im eminenten Sinn ein Akt der Freiheit, der durch nichts als durch sich selbst begründet ist. Der Arzt selbst ist der Akteur dieses transzendentalen Aktes der Anerkennung, durch den die Maximen begründet sind. Er findet also den Grund für die Geltung der Maximen in sich selbst, in seiner eigenen Freiheit. So ist der nächste Grund der Maximen in der Medizin die Freiheit des Arztes.

I. Primum non nocere − vor allem nicht schaden

„Primum non nocere" – aus chirurgischer Sicht

L. Koslowski

Vor allem nicht schaden!

Diese Regel ist wohl die älteste in der ärztlichen Überlieferung des Abendlandes. Sie stammt aus Zeiten, in denen man nur wenig helfen, also nützen konnte. Mein Auftrag ist es, diese Maxime aus der Sicht der operativen Medizin, der Chirurgie im weitesten Sinne, auf ihre Stichhaltigkeit, aber auch auf ihre Tragweite zu untersuchen.

„Nicht schaden" ist ein Imperativ, der aus negativen Erfahrungen und schlechtem Gewissen stammt, aus dem Schaden also, den die Medizin oder ein Arzt angerichtet haben. In der Chirurgie ist der Kausalzusammenhang zwischen Operation und Schaden evident.

Das Verhältnis zwischen Schaden und Schuld ist sehr viel schwieriger, interessiert aber im Rahmen unseres Themas nicht.

Ich darf die Aufmerksamkeit zunächst auf die *Diagnostik* lenken. Für sie gilt die Maxime „non nocere" in besonderer Weise, weil die Diagnostik ja nur das Vorfeld der eigentlichen Heilmaßnahmen bildet.

Klaus Wieland als „homo oeconomicus" hat sich dieses Problems angenommen. Er fand, daß prinzipiell zwei Arten diagnostischer Fehler möglich seien:
1. Die Diagnose lautet: der Patient ist gesund. Tatsächlich ist der Patient aber krank.
2. Diagnose: der Patient ist krank. Der Patient aber ist gesund.

Wieland glaubt herausgefunden zu haben, daß der Fehler erster Art, der zur Unterlassung der gebotenen Therapie führt, von der Ärzteschaft als gravierender empfunden wird, und schließt daraus auf eine hohe Abneigung gegen Risiken.

Wieland meint weiter, „nil nocere" könne als Alibi für die Produktion unnötiger medizinischer Leistungen gelten. Er verkennt – aus meiner Sicht –
1. die hohen Erwartungen und Ansprüche der Patienten an die Erfolgssicherheit der Medizin, zum andern aber auch die strengen Anforderungen der Rechtsprechung an die ärztliche Sorgfalt.

Zweifellos kann der Arzt durch übertriebene Diagnostik volkswirtschaftlichen Schaden anrichten, aber auch durch oberflächliche, unzureichende Diagnostik dem Patienten Schaden zufügen. Hier liegt, wie man zugeben muß, ein großer Ermessensspielraum, sowohl medizinisch wie auch ökonomisch.

Im ganzen sind gesundheitliche Schäden als Folge diagnostischer Maßnahmen in der Chirurgie seltener geworden, weil z. B. die Einwirkung hoher Röntgenstrahlendosen durch Anwendung unschädlicher Ultraschallwellen oder durch endoskopische Verfahren weitgehend ersetzt wurde.

Wenden wir uns nun der *Indikation*, der Anzeige zum chirurgischen Eingriff zu. Sie ist der schwierigste und verantwortungsvollste Teil der chirurgischen Tätigkeit. Hier wird eine klare Entscheidung gefordert.

16

Auf dem Feld der Indikation ist eine ethische Maxime am meisten wünschbar oder vonnöten. Hier werden auch die meisten Fehler gemacht. Durch falsche Indikationen kann großer Schaden entstehen – größer als durch falsche oder fehlerhafte Operationstechnik. Wir Chirurgen pflegen zu sagen: „Eine richtige Operation – am falschen Patienten oder zur falschen Zeit vorgenommen – muß zum Mißerfolg führen."

Wie aber kann ein Chirurg erkennen, ob er einem bestimmten Kranken oder Verletzten einen Schaden zufügen wird? Nehmen wir einige praktische Beispiele:

Erstens: Bei einem Krebs der Speiseröhre steht der Chirurg vor der Entscheidung, einen großen Eingriff zu wagen, der auch heute noch eine primäre Sterblichkeit von 15 bis 30% hat und eine 5-Jahres-Überlebensfrist bei nur 5% der Operierten erwarten läßt.

Die Lebensqualität nach gelungener Operation wird unbefriedigend sein: zwar ist die natürliche Nahrungsaufnahme wieder möglich, aber bei ständigem Gewichtsverlust und unter Verdauungsstörungen.

Ohne Operation wird der Kranke allenfalls 6 bis 8 Monate überleben und im Endstadium ein Hartgummirohr in der Speiseröhre tragen oder mit Hilfe eines durch die Bauchwand in den Magen eingeführten Schlauches, also einer Fistel, ernährt werden müssen.

Als Alternative zur Operation bietet sich eine Strahlentherapie an, die für einige Wochen oder Monate die Nahrungspassage durch die Speiseröhre offenhält, auf Dauer aber den tödlichen Ausgang nicht verhindern kann. Belastet ist die Strahlentherapie mit dem häufigen Entstehen von Löchern in der Speiseröhrenwand, die in die Luftröhre durchbrechen und zu quälenden Husten- und Erstikkungsanfällen führen können, so daß wiederum eine Ernährungsfistel an der Bauchwand angelegt werden muß.

Dieses Beispiel zeigt die große Bedeutung unerwünschter Nebenwirkungen. Sie werden unterschiedlich, aber immer gravierend nach jeder Behandlung, ob konservativ oder operativ, auftreten.

Patient und Chirurg haben also die Wahl zwischen verschiedenen Übeln. Jede heute mögliche Behandlung eines Speiseröhrenkrebses wird dem Kranken Schaden zufügen – freilich auch einen begrenzten Nutzen bieten: im Falle einer Operation zu den 70 bis 85% primär Überlebenden zu gehören und nach 5 Jahren zu den wenigen dann noch Lebenden. Im Falle der Bestrahlung entfällt die primäre Operationssterblichkeit, aber es gibt keine langfristige Überlebenschance.

Bei der Entscheidung zwischen Operation und Strahlenbehandlung spielen natürlich das Lebensalter, das Stadium des Tumorwachstums und das biologische Alter, also die Lebenskraft, auch das soziale Umfeld, die Gesamtpersönlichkeit des Kranken, seine Biographie eine Rolle.

Was soll der Arzt seinem Patienten raten, ihm vorschlagen? Wenn er ihm das Dilemma der Indikation und die wenig Hoffnung bietende Prognose mitteilt, wird er ihn in Verwirrung, ja Verzweiflung stürzen. Die Behandlung des Speiseröhrenkrebses ist ein Beispiel dafür, daß die unvermeidlichen Nebenwirkungen jeder möglichen Therapie den sehr begrenzten Wert der intendierten Hauptwirkung annullieren oder gar übersteigen können.

Die Maxime „primum non nocere" könnte in diesem Falle dazu raten, bei einem Vierzigjährigen die Operation zu empfehlen, bei einem Siebzigjährigen dagegen sich auf Bestrahlung und spätere Magenfistel zu beschränken.

Große chirurgische Eingriffe, insbesondere bei Geschwulsterkrankungen, nehmen unter den ärztlichen Maßnahmen insofern eine Sonderstellung ein, als sie eine zweifelsfrei *iatrogene Sterblichkeit* verursachen, also gerade *die* Nebenwirkung, die jede erwünschte Wirkung aufhebt – anders gesagt, eine Operation kann den schwersten vorstellbaren Schaden anrichten. Am Kausalzusammenhang zwischen Operation und tödlichem Ausgang ändern auch größte ärztliche Sorgfalt und bestes chirurgisch-technisches Können nichts.

In der Behandlung der meisten bösartigen Geschwülste besteht zur Zeit noch keine Alternative zur Chirurgie, jedenfalls nicht mit der Aussicht auf kurativen Erfolg. Weil dem so ist, sind die großen Eingriffe ja überhaupt erst gerechtfertigt. Welche Sterblichkeit – als größter irreversibler Schaden – ist tolerabel? Gibt es dafür ethische Regeln?

Johannes a Sancto Thoma hat im 17. Jahrhundert als Theologe und Philosoph gefordert, daß die *Nebenwirkungen* in einer vernünftigen Proportion zum intendierten Zweck stehen müssen. Der Handelnde müsse unter Handlungszwang stehen. Wann ist die Durchführung einer Operation schädlicher als ihre Unterlassung? Hier greift der Satz des schottischen Neurochirurgen Jennett: „Decisions are more important than incisions" – Entscheidungen sind wichtiger als chirurgische Schnitte.

Welche Nebenwirkungen der operativen Behandlung können oder müssen hingenommen werden? Wo liegt die Grenze? Diese Frage richtet sich heute an Juristen, Theologen und Philosophen.

Der Zweck eines chirurgischen Eingriffs ist eine Verbesserung der *Lebensqualität*. Die Nebenwirkungen einer Operation können aber die Lebensqualität schwer beeinträchtigen.

Hier erhebt sich die Frage nach einer Definition von Lebensqualität.

Man kann sie als Summe der kleinen Freiheiten beschreiben, die unser Dasein lebenswert machen. Der Verlust der Lebensqualität kann subjektiv als so schwerwiegend erlebt werden, daß lieber der Tod in Kauf genommen wird. Vielleicht ist Lebensqualität das Bewußtsein, das eigene Leben als geglückt zu empfinden.

Was also heißt Lebensqualität in unsrem Zusammenhang? Sie kann durch eine chirurgische Operation verbessert, aber auch massiv verschlechtert werden. Eine Operation, auch eine gelungene, kann ein großes humanes Defizit hinterlassen. Wie hoch darf die ethisch unbedenkliche Einbuße an Lebensqualität durch die chirurgische Therapie sein?

Ein zweites, harmloseres Beispiel: Ein 35jähriger sportlicher Mann erleidet einen Knöchelbruch, der sowohl im Gipsverband, also konservativ, als auch operativ behandelt werden kann. Das Risiko des Gipsverbandes ist gering: es kann eine leichte Verschiebung der Bruchstücke eintreten.

Das Risiko der Operation besteht in der Möglichkeit, daß bei 1 bis 2% eine Infektion auftritt, die einen Mißerfolg bedingt, zumindest aber eine Wochen oder Monate andauernde Verzögerung der Heilung.

Was heißt hier nun „nicht schaden"? Der eine Verletzte betrachtet den Gipsverband als einen Schaden, weil er ihn für einige Wochen von Lebensgenuß und Berufsausübung fernhält. Er geht das Risiko der Infektion bewußt ein. Der andere scheut es und legt sich lieber ins Bett oder sein Bein auf den Schemel.

Drittes Beispiel: ein Kropf. Die Kropfoperation ist mit dem Risiko einer Lähmung des Stimmbandnerven verbunden. Sie kann zu lebenslanger Heiserkeit oder gar Stimmlosigkeit führen und tritt in etwa 2% der Kropfoperationen ein, bei Wiederholungsoperationen in 5 bis 10%.

Der Chirurg kann nicht garantieren, daß dieser Schaden vermieden wird. Er muß die Patientin – es sind ja meist Frauen – darüber aufklären, und sie muß entscheiden. Falls sie die Operation ablehnt und sich in dem Kropf ein beginnender Krebs der Schilddrüse verbirgt, wird der Schaden groß sein, größer als die Folgen einer Stimmbandlähmung. Läßt uns hier vielleicht die Maxime „nicht schaden" im Stich, und tritt an ihre Stelle der Wille des Kranken als oberstes Gebot?

Schließlich gibt es Fälle, bei denen der Schaden nicht vorhersehbar, weil noch unbekannt war – wie seinerzeit beim Contergan oder auch beim Thorium.

Dieses radioaktive Element wurde während des Zweiten Weltkrieges großzügig als Röntgenkontrastmittel zur Darstellung von Arterien verwendet. Nach 20 Jahren traten in einem hohen Prozentsatz Leberkrebse auf, die immer tödlich endeten.

Was man vor 40 bis 50 Jahren noch nicht wußte, war, daß Thorotrast in Leber und Milz gespeichert wird und nach einer Latenz von einigen Jahrzehnten fast gesetzmäßig einen Leberkrebs hervorruft. Er war eine noch unbekannte Nebenwirkung, ein noch nicht entdeckter schwerer Schaden.

Inzwischen ist die Medizin sehr vorsichtig, manchmal übervorsichtig geworden. Auch zu große Vorsicht kann Schaden anrichten. Die Latenzzeit krebserzeugender Stoffe beträgt mindestens 20 Jahre. Einem 70jährigen Kranken ist sie gleichgültig, weil er den Krebs nicht mehr erleben wird. Er möchte vor allem seine Schmerzen verlieren. Bei einem 40jährigen sieht das ganz anders aus.

Heute arbeitet die Medizin mit vielen Substanzen, bei denen eine kanzerogene Wirkung zwar nicht bewiesen, aber auch nicht auszuschließen ist. Das gilt in der Chirurgie z. B. auch für die metallischen Fremdkörper – Schrauben, Platten und Nägel –, mit denen Knochenbrüche repariert werden.

Bei jüngeren Menschen werden sie aus dem Körper entfernt, bei älteren beläßt man sie, weil die möglichen Schäden bei der erneuten Operation zur Metallentfernung durch Operationsbelastung, Narkose, Thrombose und Embolie größer wären als der hypothetische Nutzen der Entfernung eines metallischen Fremdkörpers als Kanzerogen.

Als letztes Beispiel für einen Nutzen-Schaden-Vergleich in der Chirurgie sei die Behandlung eines Schwerkranken im Terminalstadium auf einer Intensivstation angeführt. Ihr Nutzen ist bekannt: Sorgfältige Überwachung und Behandlung, menschliche Zuwendung. 70% aller Kranken, die auf einer Intensivstation lagen, bejahen diese Einrichtung.

Die möglichen Schäden: Infektionen mit Bakterien, die allen Antibiotika trotzen, psychische Traumen durch Isolationsangst, durch quälende Erlebnisse in einer Verfassung, in der man nicht sprechen, sich nicht wehren kann. Ich würde für meine Person der Behandlung auf einer Intensivstation zustimmen, aber ich möchte nicht dort sterben. Sterben möchte ich zu Hause.

Die Einschätzung eines möglichen Schadens ist Ziel der sogenannten *Risikoforschung*. Durch retro- und prospektive Studien wird zu klären versucht, wie groß die Wahrscheinlichkeit dafür ist, daß ein bestimmter Schaden eintreten wird, z. B. der Tod durch einen Narkosezwischenfall oder durch Operationsfolgen, das Auftreten von Lähmungen nach Wirbelsäulenoperationen, von Infektionen nach Eingriffen an Knochen und Gelenken und anderes mehr.

Die mit den Mitteln der Statistik gesicherten Ergebnisse der sogenannten Risikoforschung sind gewiß nützlich, z. B. bei der Bewertung eines Operationsverfahrens im Rahmen des zur Verfügung stehenden Methodenspektrums. Indessen helfen sie bei der Entscheidung im Einzelfall nur wenig. Denn die sogenannten Scores, bei denen individuelle Daten des Patienten, z. B. Lebensalter, Stoffwechsel, Kreislauf, Atmung eingesetzt werden, erfassen nur die naturwissenschaftlich meßbaren Faktoren, nicht aber die humanen, wie Leidensfähigkeit, Einsicht, Willenskraft, Stimmungslage usw.

Mancher chirurgische Eingriff, der von einem 60jährigen labilen, depressiv verstimmten Mann nicht vertragen würde und deshalb bei ihm kontraindiziert ist, wird von einer optimistischen, psychisch stabilen 85jährigen Frau ohne bedenkliche Reaktion toleriert – bei gleichem oder gar ungünstigerem Risiko-Score.

Bedenken des Patienten oder seiner Angehörigen hinsichtlich des Risikos, also des möglichen Schadens, pflegt der Chirurg mit der Bemerkung zu begegnen, die gleiche Operation würde er auch seiner Frau oder seinem Vater vorschlagen oder gar bei sich selbst vornehmen lassen – nach der goldenen Regel: Was du nicht willst, das man dir tu, das füg auch keinem andern zu.

Auf diesen elementaren Satz lassen sich alle Überlegungen zum „non nocere" zurückführen.

Vor dringlichen operativen Eingriffen steht der Chirurg unter Handlungszwang.

Während einer jeden Operation liegt diese Zwangslage immer vor. Der Chirurg kann sich nicht zurückziehen, nicht einmal den Status quo ante wiederherstellen oder die Operation abbrechen, wie etwa eine medikamentöse Behandlung. Er kann den Dingen nicht ihren natürlichen Lauf lassen, weil der zur Katastrophe, zumindest aber zu großem Schaden führen müßte.

Der Abbruch einer Gefäßoperation an der Aorta würde den Tod, an der Oberschenkelarterie zumindest die Amputation zur Folge haben. Eine Nierentransplantation kann abgebrochen werden, weil die Dialyse zur Verfügung steht, eine Lebertransplantation dagegen nicht.

Bei operativen Zwischenfällen helfen dem Chirurgen keine ethischen Standards. Er steht ja dann vor einem bereits eingetretenen Schaden und muß immer noch einen Weg finden, der den Schaden nach Möglichkeit verringert, zumindest aber nicht vergrößert.

Chirurgische Entscheidungen und operative Tätigkeit setzen eine hohe *Risikobereitschaft* voraus.

20

Freilich erlebt der Chirurg im Laufe seines Berufslebens eine Wandlung in seiner eigenen Risikobereitschaft. Es wird ihm immer stärker bewußt, daß der Patient es ist, der den Schaden trägt. Jeder Chirurg erlebt selbstverständlich Mißerfolge. Goldene Hände, denen alles gelingt, gibt es nicht.

Die Risikobereitschaft des Chirurgen hängt auch von seiner eigenen psychischen und physischen Belastbarkeit, von der Sensibilität seines Gewissens ab. Der schädlichste Arzt ist nicht der unwissende, sondern der gewissenlose; etwa ein Chirurg, der sich alles zutraut und vor nichts zurückschreckt. Ein junger Chirurg sagte mir einmal, er habe vor nichts mehr Angst, und ich sagte ihm, das sei schlimm.

Die *Funktionslust*, wie Konrad Lorenz die Aktivität der Tiere nannte, gibt es ja auch beim Menschen. Sie verleitet manchen Chirurgen in jüngeren Jahren dazu, hohe Risiken einzugehen. Mit zunehmendem Alter wird der Chirurg immer konservativer, das heißt vorsichtiger im Umgang mit dem Skalpell, denn er kennt dann die Schäden, die das Messer anrichten kann.

Alle Bemühungen der Chirurgen, den Heileingriff als prinzipielle Körperverletzung aus dem Strafgesetzbuch zu eliminieren, waren fruchtlos, weil die Juristen – nicht ohne Grund – davon überzeugt sind, daß die Chirurgie gefährlich ist.

Ich komme zum letzten Schritt im Denken und Handeln des Chirurgen – der *Prognose*. Auch mit ihr kann Schaden angerichtet werden. Eine zu günstige Prognose wiegt den Kranken in trügerischer Sicherheit. Er wird Vorsichtsmaßregeln mißachten, notwendige Vorkehrungen versäumen. Das gilt selbstverständlich auch für die Angehörigen. Eine irrtümlich als infaust gestellte Prognose wiederum wird den Lebenswillen des Kranken vernichten.

Ein erfahrener Chirurg äußert sich deshalb auch zur Prognose möglichst zurückhaltend, um keinen Schaden anzurichten. So gilt zum Beispiel für alle Bauchoperationen, daß man eine Prognose erst nach Ablauf von 5 Tagen stellen soll, weil dann die akute Gefahr der Bauchfellentzündung und Darmlähmung zumeist vorüber ist.

Bei schwerer Verbrennung wird eine Prognose frühestens nach einer Woche gestellt.

Aus meiner Sicht als Chirurg schadet die nackte, *unverhüllte Wahrheit* am Krankenbett mehr, als sie nützt. Sie muß als Arznei wohl dosiert oder wie ein erschreckendes Bild human verhüllt dargeboten werden.

„Non nocere" bleibt für den Chirurgen oberstes Gesetz.

Literatur

1. Johannes a Sancto Thoma, zit. nach Koslowski, P., „Nebenwirkungen", in: Histor. Wörterbuch d. Philosophie, hrsg. v. J. Ritter u. K. Gründer, Basel: Schwabe, 1983
2. Jennett, B. Surgeon of the Seventies. Technologist – Manager – Scholar? J. Roy. Coll. Surg., Edinburgh 19,1 (1974)
3. Lebensqualität in der Chirurgie: siehe Kongreßbericht der Deutschen Ges. f. Chir., Langenbecks Arch. klin. Chir. Supplement II, 1989, 41–147.
4. Wieland, Klaus, Ökonomische Aspekte einer ärztlichen Ethik, München: Holler, 1988

„Primum nil nocere" in der Inneren Medizin

R. Ferlinz

Unter der Maxime „primum nil nocere" sehe ich die fundamentale Pflicht ärztlichen Handelns subsummiert, den, wie es die WHO definiert, körperlichen, seelischen und sozialen Bedürfnissen des Patienten nutzbringend zu sein. Der Gedanke ist so alt wie die der Verantwortung bewußte Ausübung der Heilkunde. Er erscheint dem Arzt zunächst selbstverständlich. Doch fragt man sich, wo oder wie man als Handelnder – oder Nicht-Handelnder – schaden könne, tut sich eine Vielfalt von Gedankenschienen auf, denen man folgen kann und soll. Die darin implizierte Problematik findet sich schon vor 2500 Jahren im Aphorismus I/1 des Hippokrates:

῾Ο βίος βραχύς, ἡ δὲ τέχνη μακρή, ὁ δὲ καιρὸς ὀξύς,
ἡ δὲ πεῖρα σφαλερή, ἡ δὲ κρίσις χαλεπή.

Das Leben ist kurz, die Kunst weit, der günstige Augenblick flüchtig,
der Versuch trügerisch, die Entscheidung schwierig.

Dem ist nichts hinzuzufügen.

Zunächst die Frage des medizinischen Handelns oder Nicht-Handelns: Gerade der inneren Medizin und damit der Basis der Medizin stellt sich die Frage, ob bei einer individuellen Krankheitssituation „Nicht-Handeln", d. h. keine Therapie durchzuführen, auch eine Art des Handelns sei. Ich meine, diese Frage ist eindeutig zu bejahen. Sie impliziert, daß der Therapeut diese Problematik in jedem individuellen Fall überdacht und damit gehandelt hat. Der Entschluß, auf aktive therapeutische Maßnahmen, gleich welcher Art, zu verzichten, verlangt oftmals eine größere gedankliche Arbeit als seine Alternative. Daher: wie immer eine Entscheidung des ärztlichen Handelns nach der Maxime „primum nil nocere" ausfällt, sie setzt eine aktive Führungsrolle des Arztes dem Patienten gegenüber voraus.

Das bewußte Annehmen dieser Führungsrolle ist für den Arzt unerläßlich, da er infolge seiner im Vergleich zum Patienten überlegenen Sachkompetenz die moralische Verpflichtung zur Führung des Patienten hat. Dem Patienten geht diese nicht nur aus mangelndem Sachwissen ab, er ist auch – und dies ist ebenso wichtig – der von Krankheit unmittelbar bedrohte, dem aus dieser Konstellation des „Partei-Seins" heraus die objektive Analyse seiner Situation erheblich erschwert ist.

Oftmals stellen gerade erfahrene Ärzte, wenn sie selbst Patient sind, zu Recht ihre Behandlung ganz der Person ihres Vertrauens anheim. Diese Situation kann aber auch einen erheblichen Konfliktstoff für die ärztliche Entscheidung mit sich bringen. So kann „primum nil nocere" zu einer Kompetition mit „voluntas aegroti suprema lex" führen. Diese Kompetition kann in der Praxis eine Situation des Zwiespaltes mit sich bringen, die bis zur Dimension des gegenseitigen Ausschlusses führen kann, daß nämlich vor dem ärztlichen Gewissen das „primum nil nocere" die Befolgung der „voluntas aegroti" als oberstes Gesetz unmöglich macht.

Es stellt sich die Frage nach der Priorität der Werte. Spricht man sie dem „primum nil nocere" zu, so läßt diese Standortbestimmung den Arzt in der Rolle des Führers des Patienten, aber auch der des Richters über die optimale Ratio zur Erhaltung oder Wiederherstellung dessen, was die WHO Gesundheit nennt, nämlich „völliges körperliches, seelisches und soziales Wohlbefinden" sehen. Jeder, der auch nur eine Minute darüber nachdenkt, wird in dieser Definition zwar eine idealistische Zielvorgabe, gleichwohl aber pragmatisch betrachtet eine realitätsfremde Utopie sehen, die man zwar anstreben, aber nie − zumindest nicht für die menschliche Gesellschaft − erreichen wird. Ebenso muß sich die Strategie des „primum nil nocere" darüber klar sein, daß die skizzierte Führungsrolle des handelnden Arztes dieses Ziel anpeilen kann, es aber nie erreichen wird.

Bei den eingangs erwähnten „Gedanken-Schienen", die in die Maxime „primum nil nocere" integriert sind, sehe ich pragmatisch vier Bereiche, bei denen „primum nil nocere" zentrale Bedeutung hat:

1. In der Diagnostik,
2. in der Therapie,
3. in der Betreuung der seelischen Erlebniswelt des Kranken,
4. in der Verantwortung des Mediziners für das körperliche, seelische und soziale Wohlbefinden der Gesellschaft.

1. Zur Diagnostik

Man kann hier eine Reihe von Leitlinien formulieren:

Diagnostische Methoden, die ein gewisses Risiko in sich bergen oder aber den Patienten belasten, dürfen nur eingesetzt werden, wenn sie zur Diagnosestellung unerläßlich sind. Ist dies aber der Fall, so *müssen* sie angewandt werden. Sie in diesem Fall nicht einzusetzen ist ebenso eine Fehlhandlung wie sie einzusetzen, wenn sie nicht unbedingt nötig sind, etwa nur weil man über sie verfügt. So simpel und selbstverständlich dies klingt, impliziert es doch einen gewissen Ermessensspielraum, der von Ausbildung, Erfahrung, Herkunft und Temperament des Diagnostikers ebenso beeinflußt wird wie nicht zuletzt auch vom Gesetzgeber. Dies sei, „pars pro toto", an drei Beispielen erläutert, die ich der Einfachheit halber aus meinem speziellen Arbeitsgebiet herausgreife: Bronchoskopie, Bronchographie und Thoraxröntgenaufnahme.

Die Bronchoskopie ist ein sehr komplikationsarmes Verfahren. Sie ist unerläßlich in der Diagnostik von Tumoren und fibrosierenden Lungenerkrankungen. Es ist ohne Zweifel ein schuldhaftes Verhalten, bei einem solchen Verdacht aus Gedankenlosigkeit, mangelndem medizinischen Wissen oder aber auch nur, um den Patienten nicht zu belästigen, ihren Einsatz auch nur zu verzögern. Es gibt dagegen aber überhaupt keinen Grund, sie bei einer chronischen Bronchitis durchzuführen. Auch die geringe Komplikationsrate und die geringe Belästigung des Kranken rechtfertigen dies nicht.

Die Bronchographie ist ein den Patienten mäßig belastendes Verfahren mit einer sehr beschränkten Aussagekraft. Sie ist ausschließlich indiziert bei Verdacht auf Bronchiektasen; dann ist ihre Durchführung allerdings zwingend, da sie allen anderen Verfahren, die Diagnose zu stellen und das Ausmaß der Veränderungen zu beschreiben, überlegen ist. Es geht dabei – und hier möchte ich ein Paradigma beispielhaft für ein diagnostisches Vorgehen überhaupt erläutern – keineswegs nur um eine eventuelle chirurgische Sanierung, es geht bei jeder Diagnostik um eine „Bestandsaufnahme" des Ausmaßes eines Leidens und sich daraus ergebender Konsequenzen für die Lebensführung, das Lebensgefühl und die Lebenserwartung des Individuums.

Krankheit ist ein Bestandteil des Lebens. Eine durch individuelles diagnostisches Procedere erstellte Nosographie sollte deshalb so weit geführt werden, wie dies für das bewußte Leben und die Lebensführung eines Menschen sinnvoll ist. Es gibt einen weiten Grenzbereich zwischen Gesundheit und Krankheit. Diesen im Individualfall zu erfassen kann vordergründig für das therapeutische Handeln nötig sein. Es kann aber auch auf einer ganz anderen Ebene für die Individualität eines Menschen sinnvoll sein, mehr über sich zu wissen. Damit gehen diagnostische Maßnahmen weit über Kategorien therapeutischen Handelns hinaus in Bereiche des „Sich-selbst-Kennens". Diagnostische Überlegungen müssen hier das intellektuelle Niveau und die seelische Erlebensfähigkeit eines Menschen mit einbeziehen. Eine individuelle Medizin muß daher auch in diagnostischen Kategorien auf die individuelle Persönlichkeit des Patienten bezogen sein.

Ganz anders gewichtete Kategorien zeigen sich an Überlegungen zur Thorax-Röntgenaufnahme. Hier hat der Gesetzgeber mit der letzten Röntgenverordnung in erstaunlicher Härte reagiert. Eine Röntgenuntersuchung ist danach generell nur in „Ausübung der Heilkunde" erlaubt. Dieses Verdikt erfolgte in der Sorge um vermeidbare Strahlenbelastungen. Es mag gut gemeint sein, es mag aber auch ein Politikum sein, denn kein Gesetzgeber würde wagen, generell einen Winterurlaub im Hochgebirge zu verbieten – mit ungefähr gleicher Strahlenbelastung. Man kann spekulieren, daß es auch dem Zeitgeist entgegenkommt, zwar die Medizin oder den Arzt zum Buhmann zu machen, nicht aber dem „mündigen Bürger" Auflagen von ebensolch fraglicher Vernunft zu machen. Falsch verstandener Strahlenschutz von seiten des Arztes, aber noch mehr die von seiten mancher Medien über Gebühr hochgespielte und dem Laien vermittelte Angst vor Röntgenuntersuchungen gehören heute zu den häufigen Ursachen schuldhaften Verhaltens des Arztes.

Was aber ist und wo beginnt in diesem Zusammenhang die Ausübung der Heilkunde? Kein Zweifel kann bestehen bei Symptomen, die auf die Thoraxorgane hinweisen. Aber ich habe eine Reihe von Patienten gesehen, die monatelang wegen „rheumatischer Beschwerden" behandelt wurden. Erst nach mehr als einem halben Jahr wurde eine Röntgenaufnahme gemacht, und man sah einen die Knochen arrodierenden Tumor. Man kann argumentieren, daß hier die Schmerzen bereits Knochenbefall und damit Inkurabilität bedeuteten; dennoch scheint

mir hier unter Abwägung von Nutzen und Gefährdung generell eine weitest
mögliche Auslegung des Begriffes „Heilkunde" unabdingbar.

Die Verschleppung einer Diagnose, aus welchen Gründen auch immer, ist ein
schuldhaftes Verhalten. Der Arzt muß bestrebt sein, so früh wie möglich so viel
wie möglich über den Zustand seines Patienten zu wissen. Nur das gewährt ihm
eine optimale Handlungsfähigkeit, die auch durchaus in Nicht-Handeln bestehen kann.

Diese Gedanken zum „nil nocere" in der Diagnostik sollen aber nicht von dem
heutigen Hauptproblem ablenken: der *Überdiagnostik* im Laborbereich und der
Unterdiagnostik im Bereich der direkt Patienten-bezogenen klinischen Arbeit.
Das Erheben einer Überfülle von sicher zu mehr als der Hälfte überflüssigen
Labordaten schädigt zwar den Patienten weder psychisch noch physisch, dennoch ist es schädlich aus zwei Gründen: zum einen verteuert es die Medizin und
zieht damit dort Mittel und „man power" ab, wo sie wirklich nutzbringend sind,
zum anderen verblödet diese „Schrotschußdiagnostik" den Arzt. Schritt für
Schritt baut es in diagnostischen und therapeutischen Kategorien das Funda-
ment ärztlichen Handelns, gleichermaßen analytisch und synoptisch zu denken,
ab, und macht den Akademiker „Arzt" peu à peu zu einer Mischung aus Verwal-
tungsangestelltem und Kundendiensttreibendem im Gesundheitswesen.

Dasselbe gilt etwa für die routinemäßige Anfertigung von EKGs oder für das,
was ich eine „Multiplex-Diagnostik" nennen möchte, nämlich den Einsatz oft
mehrfacher paralleler Diagnostik-Methoden, die alle nur ein und dieselbe Aussage machen können. Warum soll ich einen Ganzkörperplethysmographen für
60.000 DM einsetzen, wenn mir ein Spirograph für 3000 DM für die Routine-
Diagnostik dieselbe Aussage ermöglicht? So wird dieses scheinbar unschädliche
Handeln zu einem schuldhaften: es entzieht der Gemeinschaft Mittel, und es entzieht dem Arzt Denkvermögen. 70% der Diagnostik in der Inneren Medizin bestehen in sorgfältigem Erheben einer Anamnese. Danach müssen sinnvoll weitere Schritte eingesetzt werden: soviel wie nötig, so wenig wie möglich. Alles einzusetzen, was zur Verfügung steht, ist schädlich und unsinnig.

2. Zur Therapie

Zunächst muß man unterscheiden zwischen Routinetherapie und der Entwicklung neuer therapeutischer Ansätze, die uns naturgemäß in der Universitätsme-
dizin besonders interessieren.

Die Routinetherapie muß einfach sein, sie darf nur bei gesicherter Diagnose
angewandt werden – eine Diagnose „ex juvantibus" ist immer ein Grenzfall medizinischer Redlichkeit –, sie muß wenige Substanzen mit gesichertem Effekt
einsetzen, sie muß eine Belastung des Patienten mit einer Vielzahl von Medikamenten vermeiden – wohl einer der häufigsten Fehler, die in der Pharmakothe-
rapie gemacht werden. Patienten, die 12 und mehr Medikamente gleichzeitig verordnet bekommen, sind keine Seltenheit –, außerdem soll die Diagnose eine
Mythenbildung vermeiden. Dieses letztere wird in allen Belangen menschlichen
Handelns immer ein Problem bleiben.

Trotz guten Willens und kritischer Vernunft sind wir von Zeitströmungen und Irrtümern abhängig, auch in der Medizin. Als Beispiel sei hier nur das Wort „Digitalis" eingebracht. Als „Milch der Alten" noch vor wenigen Jahren nahezu nach Geburtsdatum verordnet, sehen wir heute nur noch wenige umschriebene Indikationen dafür. Den Satz von Descartes „cogito ergo sum" möchte ich für jede Wissenschaft, hier aber ganz in Sonderheit für den Therapeuten noch akzentuieren in „dubito ergo sum". Bei den exponentiell ansteigenden Erkenntnissen in der Medizin ist der Arzt gezwungen, sich zeitlebens damit auseinanderzusetzen. Er muß ständig bereit sein, Neues kritisch aufzunehmen und sein diagnostisches, vor allem sein therapeutisches Verständnis ebenso permanent zu entrümpeln. Auch Ärzte sind Menschen mit dem Hang zur Bequemlichkeit, und nur ein eher umschriebener Teil hat von sich aus permanent den Antrieb, danach zu handeln.

Aus dieser Sicht ist die Weigerung der Deutschen Ärzteschaft auf dem letzten Ärztetag in Würzburg, sich selbst die Pflicht zu einer regelmäßigen, sinnvollen und unerläßlichen Weiterbildung aufzuerlegen, ein verhängnisvolles, unverständliches, geradezu anstößiges Verhalten. Hier hat der ganze Berufsstand gegen die sein Ansehen fundamental tragende Maxime „primum nil nocere" verstoßen. Dies basierte wohl auf einem grundlegenden Fehlverständnis des Begriffes „Freiheit". Freiheit bedeutet in erster Linie Verpflichtung. „Nur der verdient sich Freiheit wie das Leben, der täglich sie erobern muß." Dieser Beschluß des Deutschen Ärztetages ist ein allzu menschliches Versagen, das Freiheit in einen Freibrief für Trägheit und Selbstgefälligkeit ummünzt.

Der Arzt muß gegebenenfalls auch den Mut besitzen, zu bekennen, daß es keine Therapie gibt, und den Patienten in solchen Situationen behutsam führen. Er muß den Mut besitzen, dort, wo keine Therapie nötig ist, dies dem oftmals um Therapie werbenden Patienten zu vermitteln. Bei verschiedenen Alternativen ist die zu wählen, die den höchsten Nutzen mit dem geringsten Risiko verbindet, auch wenn der Patient diese Alternative zunächst nicht annehmen will. Dies gilt für therapeutische ebenso wie für diagnostische Strategien. Es durchzusetzen, ist mitunter schwierig. In einer Zeit der Medienvielfalt sind wir alle einer Fülle von informativen Einflüssen ausgesetzt, die an die vermittelnden Medien hohe Ansprüche stellen. Diese Ansprüche werden nicht immer erfüllt. Verlockung oder Unvermögen des Journalisten machen oft aus der Vermittlung sachlicher *Informationen* eine Vermittlung affektbeladener *Sensationen*. Die Auswirkungen dieses Faktums auf das Arzt/Patienten-Verhältnis sind oft fatal – im Bereich der Therapie ebenso, wie schon angedeutet, im Bereich der Diagnostik.

Eine Therapie des „primum nil nocere" muß sich auch an der individuellen Situation des Patienten orientieren. So kann man in hohem Alter oder bei tödlichen Erkrankungen keine Maximaltherapie vertreten oder bei Zwischenfällen in Spätstadien solcher Leiden Reanimationsversuche machen, und man sollte doch endlich auch mit der Hysterie aufhören, bei unheilbaren Tumorleiden oder bei heftigsten Schmerzzuständen keine Betäubungsmittel zu geben, „weil der Patient ja süchtig werden könnte". Hier plötzlich mit puritanischer Härte aufzutreten, ist zutiefst inhuman und geradezu eine Perversion des „primum nil nocere".

26

Es gibt noch einen Aspekt soziologischer Vernunft des „primum nil nocere" in therapeutischer Hinsicht, der den Betrachtenden verwirrt. Das öffentliche Gesundheitswesen in Großbritannien schließt ältere Menschen auf Grund ihres Alters per se von überdurchschnittlich kostenaufwendigen und damit die Allgemeinheit belastenden Verfahren wie z. B. einer Dialysebehandlung oder einer Schrittmacherimplantation aus. Vom sozialmedizinischen und ökonomischen Standpunkt aus ist dies bei den begrenzten Mitteln, die uns allen zur Verfügung stehen, durchaus sinnvoll und begründet. Aber ist es auch human? Kann man in unserer Gesellschaft voraussetzen, daß junge gesunde Menschen sich rechtzeitig für diesen Extremfall des Alters zusätzlich privat versichern? Kann man diese volkswirtschaftlich sicherlich vernünftige Haltung heute einer Gesellschaft vermitteln, die in ihrer Mehrheit egozentrisch sogar die Tötung unerwünschter Menschen auf Krankenschein fordert? Nichts anderes ist, emotionslos betrachtet, die „Fristenlösung".

Alle Routinetherapie war einmal neu und in der Phase der experimentellen Therapie. Die Entwicklung neuer therapeutischer Ansätze ist für das Leben der Gesellschaft unerläßlich. Sie vollzieht sich im allgemeinen so sehr unter der kritischen Aufmerksamkeit der Öffentlichkeit, daß mir hier die Gefahr des „nocere" erheblich geringer erscheint als in der Routine. Ethikkommissionen an Universitäten und bei Trägern der Forschungsförderung leisten hier eine hervorragende Kontrollfunktion. Schaden kommt hier viel eher von Gruppierungen, die – aus welchen Gründen auch immer – meist aber ohne ausreichende Sachkenntnis beanspruchen, eigene ethische Wertvorstellungen oder Ideologien zu artikulieren und mehr oder weniger aggressiv vorzutragen. Hierher gehört die Verteufelung der Gentechnologie ebenso wie die der notwendigen unvermeidbaren Tierversuche. Banting und Best hatten einen einzigen pankreatektomierten Hund, an dem sie die Therapie des Diabetes mellitus entwickelten und den sie herzlich – menschlich – liebten.

3. Zur Betreuung der seelischen Erlebniswelt des Kranken

Bei allen lebensbedrohenden, chronischen und bei verstümmelnden Erkrankungen ist die Betreuung der seelischen Erlebniswelt des Kranken integrierender Bestandteil der Maxime des „primum nil nocere". Sie wird bei lebensbedrohlichen oder tödlichen Erkrankungen zuerst bei der Eröffnung der Diagnose, später im Verlauf der Betreuung gefordert. Ich sehe hierin einen Bereich, in dem mehr als in anderen die persönliche Reifung des Arztes Bedeutung gewinnt. In der Jugend wird begeistert Psychologie gefordert – man sehe nur die hochmotivierten unter unseren Studenten –, dann ruft man nach dem Pfarrer als unabdingbarem Bestandteil der Krankenbetreuung.

Doch wird man älter, so lernt man, daß man es doch selbst am besten „hinüberbringt". Ich weiß mich hier unter namhaften medizinischen Kollegen in durchaus für mich erstrebenswerter Gesellschaft. Psychologen verlieren allzu oft den Bezug zum „homo patiens", und dem Seelsorger können die medizinischen Sachbezüge nicht so geläufig sein wie dem Arzt. Der Patient fordert diese aber kompromißlos ein. Er will heute in den meisten Fällen wissen, „was Sache ist". Der Arzt kann und darf sich nicht darum drücken. Verniedlichung oder Verharmlosung ist nicht gefragt. Die infauste Prognose dem Kranken behutsam beizubringen, erfordert in jedem Fall eine individuelle Anpassung an die Erlebnis-, Leidens- und Toleranzfähigkeit des Patienten, unter vollem Einsatz medizinischen Sachwissens. Dies letztere halte ich beim heutigen „mündigen Patienten", was immer man darunter verstehen mag, für eminent wichtig.

Meist ist es am besten, den Patienten im Laufe vieler Gespräche mit Details seines Zustandes so vertraut zu machen, daß er die Aussagen zu Krankheit und Prognose selbst findet. Der Arzt muß sie dann nur noch behutsam im individuellen Persönlichkeitsschema des Patienten endgültig etablieren. In eher seltenen Fällen kann es aber sicher gerechtfertigt sein, den Patienten über ein tödliches Leiden nicht voll aufzuklären.

Eine Rechtsprechung wie in Karlsruhe, die grundsätzlich eine volle Aufklärung des Patienten verlangt und dies mit der Feststellung, „eine vorübergehende Verminderung des allgemeinen Lebensgefühls bei der Eröffnung einer infausten Prognose ist dem Patienten zumutbar", ist nicht nur inhuman. Sie ist auch ein unzulässiger und im Sinne des „primum nil nocere" nicht tolerabler Eingriff in die ärztlichen Aufgaben im Rahmen unserer Gesellschaftsordnung. Patienten mit malignen Erkrankungen wollen heute oft von sich aus das Thema alternativer Heilmethoden ansprechen. Man sollte sich Zeit nehmen, darauf einzugehen, und diese Methoden, wenn kein Schaden daraus entsteht, auch tolerieren. Der Patient lernt, so wie er seine Diagnose im skizzierten Sinne selbst gelernt hat, auch Wert oder Unwert dieser Verfahren kennen, und man vermeidet eine Konfliktsituation zwischen Arzt und Patient. Durch das Daran-Glauben können solche objektiv wertlosen Verfahren dennoch das seelische Wohlbefinden mancher Patienten fördern und sich damit legitimieren.

Gewissermaßen auf dem anderen Ende der therapeutischen Skala steht die experimentelle onkologische Therapie. Sie gehört in die oben skizzierte Therapieforschung. Das Problem liegt hier vor allem darin, daß man im Einzelfall nicht vorhersehen kann, ob Lebensqualität und Überlebenszeit gegenüber etablierten Methoden günstiger sind. Das Einbringen eines Patienten in eine solche Therapie ist nur im Rahmen prospektiver Studien zulässig. Es verlangt, vorher den Patienten voll über seine Erkrankung und die existenten therapeutischen Möglichkeiten aufzuklären, insbesondere auch über etablierte Alternativen und über den experimentellen Charakter der vorgeschlagenen Therapie. Hier liegt also eine klare Aussage im Sinne von „voluntas aegroti suprema lex" vor, falls sich der Patient für eine solche Therapieform entscheidet. Nur dann ist sie im Sinne eines „primum nil nocere" gerechtfertigt.

28

4. Zur Verantwortung des Mediziners für das körperliche, seelische und soziale Wohlbefinden der Gesellschaft

Dies ist ein weiter soziologischer Bereich, der im Rahmen dieses Referates nicht abgehandelt werden kann. Gleichwohl spricht er in erheblichem Maße das „primum nil nocere" an. Man kann zwei Problemkreise erkennen: die Aufklärung der Gesellschaft über ein dem Wohlbefinden schädliches Verhalten und das epidemiologische Erfassen schädlicher Entwicklungen.

Zum ersten: in der EG sterben täglich über 1000 Menschen an den Folgen des Rauchens. Warum wird die Tabakindustrie trotzdem mit hohen Geldbeträgen seitens der EG unterstützt? Warum sind etwa in Deutschland noch überall Zigarettenautomaten aufgestellt? Warum wird die Zigarettenwerbung mit Maßnahmen eingeschränkt, für die die Bezeichnung „lächerlich" noch ein wohlwollendes Epitheton ornans ist? Aus weltweiten Erfahrungen ist bewiesen, daß eine Geschwindigkeitsbeschränkung auf Autobahnen die Zahl der tödlichen Unfälle und den Ausstoß umweltschädlicher Gase ganz erheblich vermindert. Warum also ausschließlich nur noch in Deutschland „freie Fahrt für freie Bürger"? Warum macht sich die Bundesrepublik hier selbst zum „Out-law" der Welt? Hier handelt der Gesetzgeber zutiefst unmoralisch und verstößt eklatant gegen den Grundsatz des „primum nil nocere", und diese Reihe ließe sich weiß Gott fortsetzen.

Das Erfassen schädlicher Entwicklungen auf dem Sektor der Gesundheit und Krankheit gehört in den Bereich der Epidemiologie.

Das in der Öffentlichkeit kaum vorhandene Interesse an einer sachlichen und effizienten Gesundheitspolitik und unsere übersteigerten Datenschutzbestimmungen haben die Bundesrepublik auf dem Gebiet der epidemiologischen Forschung zu einem Entwicklungsland gemacht. Man möge mich nicht mißverstehen: ich möchte die Datenschutzbestimmungen hier in einer Gesamtsicht weder positiv noch negativ werten. Ein Staat, der sich Sorgen macht, Entwicklungstendenzen in der Gesundheit seiner Menschen rechtzeitig zu erkennen und so Schaden von der Menschheit abzuwenden, darf das Wohlergehen dieser Mehrheit aber nicht den Interessen von eventuell davon betroffenen Randgruppen und Minderheiten unterordnen. Er braucht eine umfassende epidemiologische Analyse des Gesundheitszustandes derjenigen Menschen, für die er die Verantwortung trägt. Datenschutz wird dort unsinnig und schuldhaft, wo die Wahrnehmung von Gruppeninteressen der Wahrnehmung von Interessen der Gesamtheit vorgezogen wird.

„Vor allem nicht schaden", es klingt so simpel. Der deutsche Bildungsbürger pflegt in einem solchen Abriß wenigstens einmal Goethe zu zitieren. Ich schätze das gar nicht. Dennoch möchte ich es hier tun, es zwingt sich förmlich auf: „Willst du ins Unendliche schreiten, geh nur im Endlichen nach allen Seiten."

„Primum nil nocere" und die Möglichkeit zu wählen

K. Adam

Die Maxime, um die es hier gehen soll, will das ärztliche Handeln zunächst einmal auf Unschädlichkeit festlegen. Sie findet ihre Entsprechung in der zweiten Devise, in dem Grundsatz nämlich, vor allem nützlich zu sein. Das eine Gebot ist ohne das andere kaum denkbar, die Praxis wird sich in aller Regel einen Mittelweg suchen, Vorsicht und Unternehmungslust also nach Möglichkeit miteinander zum Ausgleich bringen. Damit bin ich bei einem Gegenstand, der auch in der Laienpresse Beachtung findet, der Frage nämlich, wie es um das Verhältnis zwischen Tun durch Handeln und Tun durch Unterlassen steht oder stehen sollte. Beide Referenten haben die Frage gestreift, Herr Ferlinz hat sogar ausdrücklich Stellung bezogen und sich zu der Auffassung bekannt, daß auch das Unterlassen eine Art des Handelns sei. Die Gegenposition, die einen moralisch bedeutsamen Unterschied zwischen dem einen und dem anderen feststellt, ist bislang nicht ausdrücklich erwähnt worden, in ihren Grundzügen aber hinreichend bekannt. Ich möchte sie an einem Beispiel illustrieren, das Herr Wuermeling kürzlich in einem ähnlichen Zusammenhang angeführt hat.

Der älteste Sohn einer Jüdin, der Mutter von insgesamt vier Kindern, hatte sich zur Zeit des Dritten Reiches den Widerstandskräften angeschlossen, die gegen die Deutschen im Untergrund kämpften. Als die SS erschien und von der Mutter Auskunft darüber verlangte, wo sich ihr Sohn verbarg, verweigerte die Frau nähere Angaben. Die SS antwortete mit der Drohung, für den Fall ihres hartnäckigen Schweigens die anderen drei Kinder als Geiseln zu nehmen, und gab der verzweifelten Frau Bedenkzeit bis zum nächsten Morgen. Sie suchte Rat bei einem Rabbi, der ihr auf die Frage nach einem Ausweg geantwortet haben soll: die Frage ist nicht, *wen* du wählst, sondern *ob* du wählst.

Sofern man es wagen darf, sich als Nachgeborener in eine derartige Situation hineinzuversetzen, zweifle ich nicht, daß der Rabbi den einzigen Rat gab, den er nach Lage der Dinge vernünftigerweise geben konnte. Doch Herr Wuermeling ist damals, als er das Beispiel brachte, noch einen entscheidenden Schritt weitergegangen. Er sprach von Gefühlen der Befreiung und der Dankbarkeit und meinte, der Rabbi habe die Frau aus ihrer Ausweglosigkeit erlöst. Das möchte ich mit Nachdruck bezweifeln. Die Erkenntnis, mit dem Rücken zur Wand zu stehen und keine humane Wahlmöglichkeit mehr zu haben, mag alles Mögliche bewirken; daß sie als Erleichterung, vielleicht sogar als Erlösung erfahren werden kann, scheint mir aber ausgeschlossen. Entscheidend ist doch, daß hier die Wahl zwischen zwei Möglichkeiten eröffnet wurde, die subjektiv gleich unzumutbar waren. Eben dadurch wird der Vorzug, der dem Unterlassen vor dem Handeln zugesprochen wird, völlig illusionär, und der bescheidene Trost, der aus einem solchen Rangverhältnis angeblich zu gewinnen ist, löst sich auf. Die Mutter, davon bin ich überzeugt, hat den Rabbi genauso verzweifelt, wie sie gekommen war, auch wieder verlassen. Der Trost, den er zu spenden hatte, war keiner.

30

Ich glaube, daß Hans Jonas einer Antwort auf die Frage, was aus der erwähnten Episode zu lernen ist, etwas näher gekommen ist, als er schrieb: der Mensch *kann* Verantwortung tragen; indem er sie haben *kann, hat* er sie auch. Offensichtlich verwirft Jonas alle einfachen Lösungen. Die Rückkehr in einen Zustand der Unschuld, der Weg zurück ins Paradies mag noch so verlockend aussehen, gangbar ist er nicht. Allein das Wissen, erst recht natürlich das Können begründet eine Verantwortlichkeit, der man sich durch Verweigerung nicht mehr entziehen kann. Schon der Gedanke, was die in ihren Interessen notorisch mißachteten Minderheiten der Wohlstandsgesellschaft, die Kinder also, die Dritte Welt und die Natur, von einem solchen Abstinenzgebot zu erwarten hätten, muß zur Vorsicht anhalten. Die bloße Möglichkeit begründet eben Pflichten, für die keine einfachen Regeln mehr gelten, auch solche nicht, die das Unterlassen auf Kosten des Handelns moralisch auszeichnen wollen.

Alle Übertreibungen sind unerwünscht: allein schon deshalb sollte die aufgeblasene WHO-Gesundheitsformel, die allen Menschen vollkommenes körperliches, seelisches und soziales Wohlbefinden verspricht, stillschweigend korrigiert werden. Wie weit das in der nördlichen Wohlstandshemisphäre bereits geschieht, kann ich nicht sagen; es wäre interessant zu wissen. Wer die Askese oder den Verzicht predigt, muß sagen, in welchen Dingen er sie erwartet und von wem. Hier wäre an erster Stelle der Patient selbst zu nennen: wenn er, zumal unter den Bedingungen der hiesigen Vollversorgung, keine weitere Behandlung mehr wünscht, verdient er allemal Respekt. Wird der Verzicht vom behandelnden Arzt ausgesprochen, erscheint das schon bedenklicher. Vollends fragwürdig wird die bürokratische Askese, angeordnet durch die Verwaltungsorgane der öffentlichen Krankenversicherung. Trotzdem zögere ich, die englische Regelung, älteren Patienten die Dialyse und den Herzschrittmacher zu verweigern, rundheraus als inhuman zu bezeichnen. Der Hinweis auf die reiche Gesellschaft, die sich so etwas leisten können muß, hilft meines Erachtens nicht viel weiter, denn auch wohlhabende Staaten stehen vor der Frage, für was sie ihr Geld ausgeben sollen, für die bemannte Raumfahrt etwa, für Computertomographen, für Naturschutzprogramme oder für die Welthungerhilfe. Zieht man genug Möglichkeiten in Betracht, wird die Entscheidung immer schwerer.

„Medicus curat, natura sanat" heißt ein alter Spruch. Bei aller Sympathie, die man für ihn und für die Bescheidenheit, die aus ihm spricht, empfinden muß, läßt sich nicht übersehen, daß er inzwischen heillos antiquiert ist. Sehnsucht nach einer Zeit, in der die Grenzen der individuellen Verantwortlichkeit noch eng und eindeutig erschienen, ist verständlich. Dennoch liegt auf der Hand, daß diese Zeit vorbei ist. Im Gleichschritt mit dem Wissen und dem Können hat sich der Kreis der Verantwortlichkeit in Raum und Zeit erweitert; die neuen Möglichkeiten, die hinzugewonnen worden sind, lassen sich von Fall zu Fall ablehnen, einschränken oder modifizieren, aber nicht ein für allemal aus prinzipiellen Erwägungen ausschließen, schon gar nicht im Rückgriff auf moralische Maximen, die unter ganz anderen Umständen entworfen worden sind. Das Märchen vom Gevatter Tod hält die Erinnerung an solche Umstände wach. Es berichtet von einem Mann, der es durch sein vertrauensvolles Verhältnis zum Tode, seinem Paten, zum erfolgreichen Arzt brachte. Kam er zu einem Kranken, dann sah er den

Tod am Kopf oder zu Füßen des Patienten stehen und wußte danach, ob Aussicht auf Überleben bestand oder nicht. Dies ermöglichte ihm eine sichere Prognose, und die machte ihn berühmt.

Die Pointe des Märchens besteht darin, daß der Arzt trotz seiner außergewöhnlichen Gaben der Versuchung, das Machbare zu machen, nachgab. Sein Verfahren war einfach, er bettete die Patienten einfach um, so daß der Tod, der ursprünglich zu Füßen des Kranken gestanden und damit Aussichtslosigkeit zu erkennen gegeben hatte, nun am Kopfende stand. Durch diesen simplen Kunstgriff wurde die ungünstige in eine günstige Prognose umgedeutet und der Tod um sein Opfer betrogen. Daß sich der Tod am Ende doch nicht foppen ließ und den Arzt nun seinerseits vor dem ihm zugedachten Zeitpunkt sterben ließ, versteht sich im Märchen von selbst. Gilt diese Regel aber auch noch heute? Wird nicht die ärztliche Kunst immer häufiger dazu verwandt, den Tod um seine Opfer zu prellen, indem man dem Leben Jahre oder den Jahren Leben gibt? Und was ist der unschuldige Trick, den Kranken einfach umzubetten, verglichen mit dem gewaltigen Aufwand an Zeit und Geld und technischen Apparaturen, der in der sogenannten Hochleistungsmedizin längst üblich geworden ist? Wer heute lebt, *kann* eben wählen. Und weil er das kann, heißt die entscheidende Frage nicht mehr, *ob* er wählt, sondern *wie* er das tut.

Zum „primum non nocere"
aus philosophischer Sicht

U. Steinvorth

Für den Philosophen ergänzen die Referate einander zu einer bemerkenswerten Herausforderung. Herr Ferlinz schließt sein Referat mit einem Goethewort: „Willst Du ins Unendliche schreiten, geh nur im Endlichen nach allen Seiten." Dies Wort trifft den Philosophen. Denn Philosophen sind immer wieder, von Plato bis Heidegger, ins Unendliche geschritten, ohne im Endlichen nach allen Seiten zu gehen, und dabei haben sie im Endlichen, in der konkreten Politik, geirrt. Solche Irrtümer sind nicht zu entschuldigen, aber, da Verstehen nicht Verzeihen ist, verständlich. Wer vom Unendlichen und Abstrakten angezogen wird, verfehlt leicht das Konkrete; zumal seitdem, wie Odo Marquard bemerkte (1987, 112), die „philosophische Ethik Abschied (nahm) von der Wirklichkeit und sich ganz und gar ins Prinzipielle (begab): ins transzendentale Wolkentreten". Herr Koslowski fragt dennoch auch den Philosophen nach moralischen Regeln, an denen sich der Arzt in seinen konkreten Entscheidungssituationen orientieren könnte. Aber gerade die Probleme, für die man Hilfe auch beim Philosophen sucht, sind Probleme der Anwendung einer Maxime – des „Primum non nocere" – in einer konkreten Entscheidungssituation; denn es wird ja gefragt, welche der möglichen Entscheidungsfolgen eher schaden als helfen oder die Lebensqualität des Patienten eher verschlechtern als verbessern. Solche Probleme sind gewiß manchmal durch eine Konkretisierung der Maxime lösbar, in deren Befolgung man überhaupt erst in Schwierigkeiten gerät; aber immer verlangen sie auch Urteilskraft oder Mutterwitz, wie Kant sagte (KrV A 133), und davon hat ein Arzt gewiß mehr als ein Philosoph.

Die Philosophie kann der Flucht ins Prinzipielle dennoch nicht durch dessen Verabschiedung, sondern nur durch dessen Vermittlung mit dem Konkreten entgegenwirken. Sie sollte wieder kasuistisch werden, nicht im Wahn, für jeden möglichen Fall ein Rezept zu haben, sondern in der Hoffnung, am Konkreten die Bedeutung des Allgemeinen auseinanderzulegen und richtige von falschen Bestimmungen seines Inhalts zu unterscheiden (wofür in der angelsächsischen moraltheoretischen Diskussion etwa Judith Thomson 1971 ein Beispiel lieferte). Sie sollte Prinzipien an deren möglichen konkreten Anwendungen überprüfen und konkrete Entscheidungssituationen durch Bezug auf mögliche Handlungsprinzipien wenn nicht eindeutig entscheidbar, so immerhin moralisch durchsichtig machen. Eine solche Vermittlung will ich nun, notwendig fragmentarisch, versuchen. Ich beginne mit der Frage, warum oder in welchem Sinn das „Primum non nocere" der Maxime „Primum utilis esse" vorzuziehen sei.

Für einen Laien könnte die Nützlichkeitsmaxime näher liegen. Zwar hat das Verbot, zu schaden, auf der allgemeinsten Ebene zwischenmenschlicher Beziehungen Vorrang vor dem Gebot, zu helfen oder nützlich zu sein. Auch die Philosophen, die noch in ihren Moral*begründungen* größte Uneinigkeit zeigen, zeigen in der *Inhaltsbestimmung* der Moral erstaunliche Übereinstimmung und stellen dem Gebot, zu helfen, das Verbot, zu schaden, voran. (Ausführlicher dazu Steinvorth 1990.) Zuerst kommt, wie Schopenhauer (1979,35) es schön formuliert hat, das „Neminem laede"; erst danach das „imo omnes, quantum potes, iuva". Trotzdem läßt sich der Vorrang des Schadensverbots vom Feld des Handelns im allgemeinen nicht auf das besondere Feld ärztlichen Handelns übertragen. Denn der Arzt hat es sich ja zum Beruf gemacht, andere zu heilen, also ihrer Gesundheit nützlich zu sein. Niemandem zu schaden, ist die einklagbare Rechtspflicht eines jeden gegenüber jedem; sie besteht für beliebige und alle möglichen Verhältnisse zwischen den Menschen. Als Arzt aber steht jemand nicht mehr in einem beliebigen Verhältnis zum andern, sondern im berufsspezifischen Verhältnis gesundheitlicher Hilfeleistung oder Nützlichkeit. Ebenso steht der Rechtsanwalt in der berufsspezifischen Pflicht juristischer Hilfeleistung gegenüber denen, die sich ihm anvertrauen; ebenso der Kraftfahrzeugmechaniker in der Pflicht der Reparaturhilfe gegenüber denen, die seine Reparaturleistung kaufen; ebenso Lehrer und Professoren in der Pflicht, Schülern und Studenten in der Ausbildung ihrer intellektuellen Fähigkeiten und dem Studium einer Wissenschaft nützlich zu sein. Nach dieser kaum anfechtbaren Überlegung müßte die Maxime, dem Kranken nützlich zu sein, die oberste Maxime des Arztes sein. Warum wählen Sie sie dennoch nicht?

Nun, ich glaube, nicht etwa, weil Sie die berufsspezifische Pflicht des Arztes, zu helfen, verwerfen und sich auf die gegen jedermann einklagbare Rechtspflicht, nicht zu schaden, beschränken wollen. Vielmehr setzen Sie im Gegenteil die Berufspflicht des Arztes, zu helfen, als selbstverständlich voraus, als zu selbstverständlich, um überhaupt der Erwähnung außerhalb einer abstrakten philosophischen Erörterung zu bedürfen. Weil sie selbstverständlich ist, taugt sie nicht zur Orientierung ärztlichen Handelns in *schwierigen* Entscheidungssituationen. Erst für solche Situationen, in die Sie nur nach Anerkennung der berufsspezifischen Hilfepflicht geraten können, suchen Sie nach einer obersten Maxime.

Was spricht hier nun für die Wahl des „Primum non nocere"? Diese Wahl ist verbunden mit der Empfehlung zur Zurückhaltung in Therapie und Prognose. Sie gründet in der Ablehnung der Risikobereitschaft, die der beschriebene junge Chirurg zeigt. Darf ich daher annehmen, daß unter dem „Primum non nocere" vielleicht nicht allein, aber doch auch folgende Maxime zu verstehen ist:

„Ziehe, im Rahmen der berufsspezifischen Pflicht zu ärztlicher Hilfe, die sichere Verhinderung medizinischer Schäden und unerwünschter Nebenwirkungen solchen Eingriffen vor, die zwar zu größeren Heilungserfolgen führen könnten, aber riskanter sind."

Zur leichteren Verständigung möchte ich diese erste Interpretation des „Primum non nocere" die *Risikominderungsmaxime* nennen. Sollte der Arzt ihr immer folgen? Risikominderung ist bei jeder Entscheidung geboten, die nicht nur den Entscheidenden selbst trifft. Aber könnte nicht der Patient selbst ein riskantes Heilungsverfahren der sicheren Verhinderung eines gesundheitlichen Schadens vorziehen und vom Arzt eine entsprechende Entscheidung verlangen? Das wird vermutlich nur dann der Fall sein, wenn die sichere Schadensverhinderung den Patienten in einem für *ihn* so unerträglichen Zustand beläßt, daß er das Risiko eines *anderen* größer scheinenden Schadens oder des Todes eingeht. In einem solchen Fall sollte man vielleicht den Verzicht auf das riskante Verfahren für einen größeren Schaden halten als die unerwünschten Folgen, die es nach sich ziehen kann, und könnte für das riskante Verfahren entscheiden, ohne das „Primum non nocere" zu verletzen. In seiner Interpretation als Risikominderungsmaxime steht das „Primum non nocere" nicht notwendig im Gegensatz zur Maxime der Lebenserhaltung, wie gelegentlich angenommen wird (Seidler 1988, 49). Denn es verlangt nicht, unter allen Umständen vom Kranken die schweren Schäden abzuhalten, mit denen die moderne Medizintechnik manchmal die Lebenserhaltung erkauft, sondern nur dann, wenn solche Schäden noch unerträglicher sind als der Tod. Daß sie aber unerträglicher und ein früherer Tod in Würde besser sein kann als ein späterer auf Intensivstation, scheinen mir genügend Fallbeschreibungen zu zeigen.

Ich zweifle nun nicht, daß auch Herr Ferlinz die Risikominderungsmaxime als eine Interpretation des „Primum non nocere" annehmen kann. Aber er verbindet mit seiner Maximenwahl eine andere Kritik. Er beklagt nämlich, wenn er auf Aspekte „soziologischer Vernunft des ‚primum nil nocere'" verweist, den unökonomischen Einsatz medizinischer Ressourcen und die Unterstützung der Tabakindustrie durch die EG und die „freie Fahrt für freie Bürger" in der Bundesrepublik. Was er hier im Auge hat, betrifft nicht das Verhältnis des Arztes zum Patienten, der seine Hilfe sucht, sondern sein Verhältnis zu allen Menschen, ob diese seine Hilfe suchen oder nicht. Er sieht den Arzt in der Pflicht, nicht nur von seinem Patienten, sondern von jedem beliebigen Menschen solche Gesundheitsschäden abzuwenden, die durch Verschwendung medizinischer Ressourcen und durch öffentliche Krankheits- und Unfallquellen entstehen. Auch die Anerkennung dieser Pflicht setzt voraus, daß der Arzt unter der berufsspezifischen Pflicht steht, der Gesundheit nützlich zu sein. Aber im Rahmen dieser berufsspezifischen Pflicht fordert Herr Ferlinz einen Vorrang für die Verminderung öffentlicher Gesundheitsgefährdungen und ineffizienter Gesundheitsinstitutionen vor der Steigerung oder Entwicklung positiver Heilverfahren. Diese Forderung entspricht auf gesellschaftlicher Ebene der Forderung auf persönlicher Ebene, Schadensminderung der Heilerfolgsmehrung vorzuziehen. Wir können sie deshalb als eine zweite Interpretation des „Primum non nocere" betrachten und sollten auch ihr einen Namen geben. Mir ist kein besserer eingefallen als der der *Sozialschadenminderungsmaxime*.

Ist nun diese zweite Minderungsmaxime ebenso überzeugend wie die Risikominderungsmaxime? Könnte ein Arzt nicht darauf pochen, daß sein Beruf die Betreuung des Patienten ist, der ihn aufsucht und bezahlt, nicht die Betreuung fremder Menschen, die seinen Rat nicht gefragt haben und es ihm nicht danken werden? Man muß gewiß anerkennen, daß die Sozialschadenminderungsmaxime für das Handeln des Arztes nicht dieselbe Spezifität wie die Risikominderungsmaxime hat. Sie ist relevant für sein Handeln außerhalb seiner Praxis oder Klinik. Aber deswegen hört sie nicht auf, eine ärztliche Maxime zu sein. Denn sie setzt an der spezifisch medizinischen Sachkompetenz an. Diese läßt den Arzt erkennen, was auch außerhalb seiner Praxis oder Klinik gesundheitsschädlich und damit eine Form des Schadens ist, den zuzufügen das „Neminem laede" als oberstes Moralprinzip jedem verbietet. Allerdings folgt der Arzt, wenn er seine Sachkompetenz auch außerhalb seiner Praxis oder Klinik am „Primum non nocere" ausrichtet, dem „Neminem laede" zuerst nicht in der Weise, daß er selbst vermeidet, jemandem zu schaden, sondern in der Weise, daß er andere hindert, jemandem zu schaden – die Raucher und Raser etwa oder die Institutionen, die medizinische Ressourcen vergeuden. Er übernimmt mit der Befolgung der Sozialschadenminderungsmaxime die Rolle eines Richters oder Moralwächters, der die Einhaltung des Verletzungsverbots einklagt. Man kann das leicht als Anmaßung, sollte es aber als verdienstliche Übernahme von Verantwortung sehen, wenn es in den Gleisen des Rechts bleibt. Denn das „Neminem laede" verlangt nicht nur die *Vermeidung*, sondern auch, obwohl mit geringerer moralischer Dringlichkeit, die *Verhinderung* von Schädigungen. Seine überlegene Sachkompetenz verschafft dem Arzt eben nicht nur die Lust von Prestige und Einkommen, sondern auch die Last, Gefahren zu erkennen, vor denen andere mit Blindheit gesegnet sind. Er teilt dies Los heute mit vielen Fachleuten: Atomphysikern, Nahrungsmittelchemikern, Molekularbiologen, Kinderpsychologen, Unfallstatistikern.

Allerdings könnte der Arzt in Befolgung der Sozialschadenminderungsmaxime in Konflikt mit der „salus aegroti", nämlich dem Wohl des ihm vertrauenden Patienten geraten und die „salus populi" der „salus individui" vorziehen. L. Koslowskis Ausführungen scheinen mir dafür zu sprechen, daß er in einem solchen Konflikt der Verpflichtung gegenüber dem Patienten den Vorrang gibt, solange die oberste ärztliche Maxime die Abwehr von Gesundheitsschädigung und nicht jegliche Verbesserung des Zustands des Patienten ist, und auch bei Ferlinz finde ich nichts, was gegen diese Annahme spricht. In jedem Fall scheint mir das „primum non nocere" besser als das „primum utilis esse" sowohl mit der „salus aegroti" wie mit der „salus populi" verträglich zu sein. Da auch diese Maximen nicht ohne Überzeugungskraft sind, können wir vielleicht in der Fähigkeit des „primum non nocere", Konflikte zwischen der „salus aegroti" und der „salus populi" zu verringern, ein Argument für es sehen.

Wir haben nun, vielleicht, eine Antwort darauf, warum und in welchem Sinn hier das „Primum non nocere" dem „Primum utilis esse" und dem „Salus aegroti suprema lex" vorgezogen wird. Wie steht es aber mit der Maxime „Voluntas aegroti suprema lex"? Koslowski hebt hervor, daß manchmal „der Wille des Kranken als oberstes Gebot" an die Stelle des „Primum non nocere" tritt. Und wenn auch Ferlinz die Konflikte zwischen dem „Primum non nocere" und der „voluntas aegroti" betont, erkennt auch er einen Fall an, wo die „voluntas aegroti" entscheiden, wenn auch „im Sinne eines ,primum nil nocere'" liegen soll. Als Grund für seine Zurücksetzung der „voluntas aegroti" führt Herr Ferlinz die Sachkompetenz an, die den Arzt zur „Führung des Patienten" verpflichte. Darf ich beiden Referenten unterstellen, daß sie dem Arzt deshalb und immer und nur dann eine solche Führung zusprechen, weil und wenn seine Sachkompetenz entscheidungsrelevant ist? Damit will ich nicht ausschließen, daß man verschiedener Meinung darüber ist, wie oft die ärztliche Sachkompetenz entscheidungsirrelevant ist. Jedenfalls scheint mir der von Koslowski beschriebene Fall des Kropfes zu zeigen, daß die Sachkompetenz entscheidungsirrelevant sein und ihre Entscheidungsirrelevanz auch nicht allzu selten sein kann. Sollte man daher nicht besser die „voluntas aegroti" statt dem „non nocere" zur „suprema lex" des Arztes machen?

Ein flüchtiger Zuhörer könnte für diesen Vorschlag Bestätigung bei Koslowski finden. Denn er weist auf die Schwierigkeiten für den Arzt, zu erkennen, welcher Eingriff oder Nicht-Eingriff mit welchen Nebenwirkungen als schädlich, welche der Entscheidung folgende Lebensqualität als Verbesserung oder Verschlechterung zählen soll, und sucht einen Weg aus der Schwierigkeit in der Goldenen Regel, also offenbar doch in der Orientierung am Krankenwillen. Aber diese Orientierung konkurriert nicht mit dem „primum non nocere", sondern konkretisiert es und setzt seine Anwendung schon voraus. Statt es zu ersetzen, liefert die Orientierung am Krankenwillen daher eine dritte Interpretation. Daß der Rückgriff auf die Goldene Regel das „primum non nocere" tatsächlich konkretisiert, wird auch daran deutlich: Wenn Sie bei Entscheidungsproblemen die Goldene Regel heranziehen, richten Sie sich nicht einfach nach dem faktischen oder vermutlichen Willen des Kranken, sondern nach dem aufgeklärten, der von kurzfristigen Launen und destruktiven Neigungen gereinigt ist. Sie folgen einer Maxime, die vielleicht so formulierbar wäre: „Entscheide als Arzt so, als seist du selbst der Patient, der weder sich noch andern schaden will!"

Damit auch diese Interpretation einen Namen hat, will ich sie *Krankenwillenbindungsmaxime* nennen.

Ist sie ebenso überzeugend wie die beiden Minderungsmaximen? Ich denke, ja. Der Arzt kann nicht ohne Orientierung am aufgeklärten Willen des Kranken erkennen, was diesem schädlich oder eine Verschlechterung seiner Lebensqualität ist und was nicht. Sie hat übrigens auch eine eher philosophisch als medizinisch interessante Eigenschaft. Sie macht am deutlichsten unter den drei Interpretationen, was der Grund für das Gebot ist, nicht zu schaden und, konkreter, Risiken und öffentliche Gesundheitsgefährdungen zu mindern. Es ist die Achtung vor einem Wesen, das Freiheit und Vernunft hat, sein Leben selbst zu führen. Dieser Grund ist in der Krankenwillenbindungsmaxime am leichtesten erkennbar.

Zum Schluß eine Bilanz. Ich habe in den Referaten nichts gefunden, was gegen die Anerkennung des „Primum non nocere" als oberster ärztlicher Handlungsregel spricht, wenn man von ihrer als selbstverständlich vorausgesetzten Einbettung in die berufsspezifische Pflicht zu helfen absieht. Dafür sprechen folgende fünf Punkte:

1. Vor der Wahl zwischen riskanter Heilungsmehrung und sicherer Schadensminderung muß der Arzt für die Schadensminderung entscheiden, weil er das Risiko nicht selbst trägt.

2. Gegenüber den Gesundheitsbedingungen seiner Gesellschaft oder der Menschheit insgesamt muß der Arzt die Verhinderung von Gesundheitsschädigungen der Förderung gesundheitlicher Vollkommenheit vorziehen, weil die Verhinderung von Schädigungen für alle Menschen ein dringlicheres moralisches Gebot ist als die Förderung einer Vollkommenheit.

3. Die Orientierung an der Schadensminderung bindet den Arzt an den Willen des Kranken, ohne ihn daran auszuliefern. Sie stellt auch den Willen des Kranken unter die Bedingung, nicht zu schaden. Sie folgt damit wieder dem allgemeinsten und am weitesten anerkannten Handlungsprinzip, nicht zu schaden, und entspricht zugleich der Idee der Würde des Menschen und der Unverletzlichkeit seines Willens.

Die beiden folgenden Punkte wurden in den beiden Referaten zwar nicht ausdrücklich hervorgehoben, scheinen mir aber von ihnen impliziert:

4. Das „primum non nocere" weist dem Arzt einen kleineren Wirkungsbereich zu als das „utilis esse". Es verringert daher die Konflikte zwischen der Verpflichtung des Arztes gegenüber dem Individuum und der gegenüber der Gesellschaft. Zugleich hält es dazu an, eine kleinere Menge menschlicher Zustände für Krankheit zu halten als das „utilis esse". Wenn wir aber mit Hermann Lübbe (1988, 107) annehmen können, „daß der Gesundheitszustand einer Kulturgemeinschaft sich, objektiv, hebt, wenn sie, subjektiv, den Prädikator ,krank' restriktiv verwendet", dann haben wir einen spezifisch medizinischen Grund für den Vorrang des „primum non nocere"[1].
5. Es ist leichter zu erkennen, was jemandem schadet, als was ihm nützt oder sein Wohl ist. Es ist oft nicht leicht, aber leichter. Wir wissen im allgemeinen sowohl für uns selbst als auch für andere eher, was wir nicht wollen, als was wir wollen. Die leichter erkennbare Anwendung einer Maxime allein kann ihr nicht den Vorrang geben, muß ihn aber bekräftigen, wenn es dafür einen andern Grund gibt.

Noch ein Wort zur konkreten Anwendung des „primum non nocere", diesmal nicht, was ihre Schwierigkeiten, sondern was ihre Aktualität betrifft. Wie aktuell sie ist, zeigt ein Blick auf die Gentechnik. Offensichtlich verbietet das „primum non nocere" den medizinischen Gebrauch der Gentechnik unter den heutigen Bedingungen ihrer Risikobehaftetheit, aber auch ohne ihre Risiken verbietet es

---

[1] Hier ist jedoch zu berücksichtigen, was die Fallbeschreibungen Prof. Dillings bei diesem Symposium klarmachten: Der restriktive Gebrauch des Krankheitsbegriffs in der *Psychiatrie* ist oft mit größerem Risiko für den Patienten (und manchmal auch für die Öffentlichkeit) verbunden. In seiner Interpretation als Risikominderungsmaxime führt das „primum non nocere" daher nicht überall in der Medizin zu einem restriktiveren Gebrauch des Krankheitsbegriffs. Die Maxime, den Prädikator „krank" restriktiv zu gebrauchen, kann mit der Risikominderungsmaxime konkurrieren. Man könnte daher zusätzlich zu den genannten drei Interpretationen des „primum non nocere" die ebenfalls miteinander konkurrieren können, eine „Krankerkennungsminderungsmaxime" anführen. Der Reichtum der Bedeutung des „primum non nocere", auf den meine Bemerkungen verweisen sollten, droht damit allerdings zur Mehrdeutigkeit zu werden. Deshalb wäre es wohl angemessener, zumindest auf dem Gebiet der Psychiatrie eine Krankerkennungsminderungsmaxime ausdrücklich als Interpretation des „Primum non nocere" zu verwerfen und hier gegen Lübbe auf eine restriktive Verwendung des Prädikators „krank" zu verzichten.

ihn, soweit die Gentechnik eher der Herstellung einer gesundheitlichen Vollkommenheit dient als der Schadensabwendung.

Literatur

1. Hermann Lübbe 1988, Über Gründe anwachsenden Normierungsbedarfs im ärztlichen und gesundheitspraktischen Alltag, in: Marquard, Seidler, Staudinger eds. 1988, 104−108
2. Odo Marquard 1987, Drei Phasen der medizinethischen Debatte, in: Marquard und Staudinger eds. 1987, 111−115
3. Marquard, Seidler, Staudinger eds. 1988, Ethische Probleme des ärztlichen Alltags, München und Paderborn
4. Marquard und Staudinger eds. 1987, Anfang und Ende des menschlichen Lebens. Medizinethische Probleme, München und Paderborn
5. Arthur Schopenhauer 1979, Preisschrift über die Grundlage der Moral, Hamburg
6. Eduard Seidler 1988, Ethische Probleme im Umgang mit chronischem Kranksein und Unheilbarkeit, in: Marquard, Seidler, Staudinger eds. 1988
7. Ulrich Steinvorth 1990, Klassische und moderne Ethik. Grundlinien einer materialen Moraltheorie, Reinbek b. Hamburg
8. Judith J. Thomson 1971, A Defense of Abortion, in: M. Cohen et al. eds., The Rights and Wrongs of Abortion, Princeton 1974, 3−22

Diskussion zu „Primum non nocere"

Leitung: J. Bierich

Bericht: J. G. Meran

L. Koslowski wies bezüglich des Koreferats von *Adam* darauf hin, daß in der Chirurgie sichere Schadensverhinderung nicht möglich ist. Je größer die Gefahr möglicher Nebenwirkungen, desto umfangreicher sollte dann aber die Aufklärung des Patienten sein. Der Chirurg bewegt sich im Spannungsfeld zwischen Vorsicht und Unternehmungsgeist − und es ist eine Frage von Temperament und Erziehung, welcher Weg zwischen Sicherheit und Risiko eingeschlagen wird. Zu *Steinvorth* gewandt führte er das Argument fort und betonte, daß eine „Risikominderungsmaxime" dort, wo hoher Einsatz verlangt ist, auch zum Schaden des Patienten führen kann, ebenso wie eine „Sozialschadensminderungsmaxime". Im personalen Verhältnis zwischen Arzt und Patient ist die Gesellschaft nicht relevant (und ein rechtsfreier Raum unverzichtbar).

Auch *Ferlinz* reflektierte die „Sozialschadensminderungsmaxime" anhand des Frühdiagnoseprogramms bei Rauchern, das keinen Überlebensvorteil der Patienten bei hohen Kosten einbrachte und daher verworfen wurde. Er zeigte auch die Problematik von Wirtschaftlichkeitsdenken als vernünftige Position anhand der Regelung in Großbritannien auf, wo, ab einem bestimmten Alter, keine Dialyse mehr angeboten wird. „Wir müssen lernen, daß der einzelne mehr für sich sorgt, auch finanziell." *P. Koslowski* erweiterte das Diskussionsfeld um die Frage nach der Wertigkeit von Tun und Unterlassen. Er wies darauf hin, daß Unterlassen nicht gleich Handeln ist, aber dort dem Handeln entspricht, wo eine Pflicht zur Handlung besteht − „unterlassene Hilfe ist Schädigung". Die personale Betrachtung der Arzt-Patient-Beziehung ist zur Definition der Handlungspflicht allein nicht ausreichend, da der einzelne Arzt im Kontext seines Fachverbandes und der Gesellschaft steht, die ihm die ökonomischen Mittel zur Verfügung stellt. − Die Festlegung der Behandlungspflichten bestimmt das „utilis esse".

Toellner erwiderte, daß die Entscheidung über Verweigerung von Behandlungschancen in Großbritannien vom Parlament als Vertreter des Patientenkollektivs getroffen wurde. In der Bundesrepublik Deutschland wird die Entscheidung dem Arzt zugeschoben, der den einzelnen vor Augen hat und seine Indikation nach individuellen medizinischen Kriterien treffen muß. Er fordert eine saubere Trennung der dreifachen Rolle des Arztes, der zugleich Arzt, Experte und Gutachter ist. Ärztliche Handlung ist immer Einzelfallhandlung, daher können die Maximen als Regel angewandt werden, liefern aber keine Handlungsanweisungen.

Wuermeling griff das Problem des „Handelns durch Tun" − „Handeln durch Unterlassen" auf und zeigte am Beispiel der Euthanasiedebatte um Peter Singer, daß der Erfolg − die Reduktion des Leides − keine moralische Handlungsmaxime sein kann, da das Lebensrecht ein Defensivrecht ist und aktive Tötung verbietet. Im Gegensatz dazu verpflichtet das Teilhaberecht zu Solidarität nach Gerechtigkeitsprinzipien. Die Entscheidung über Behandlungspflichten ist ein politisches Problem des Gesundheitswesens.

Dilling plädierte für eine primär präventive Verantwortung des Arztes, die je nach Kompetenz und Mut die Probleme Überernährung, Süchte und Umweltverschmutzung mit einschließt. Ob der Arzt im Spannungsfeld „Lust − Lebensqualität − Verzicht" Moralwächter der Gesellschaft sein sollte, ließ er offen.

Mangold resümierte die Verquickung von medizinischer Erfahrung, sozialer und ökonomischer Verantwortung auch an konkreten Beispielen in der ärztlichen Praxis und betonte aber die Individualität jedes Patienten, wozu er den Begriff der Lebensqualität in die Diskussion brachte. Auf *L. Koslowskis* Frage, ob es eine kritische Grenze der Lebensqualität gäbe, antwortete *Günther*, daß Grenzen der Lebensqualität eine persönliche Entscheidung des Patienten sind. *Ferlinz* teilte die Ansicht, daß hierbei große individuelle Unterschiede bestehen, hob aber hervor, daß alle Menschen letztlich aber am Leben hängen.

Günther nahm das Rabbibeispiel von *Adam* auf und stellte fest, daß die Abwägung von Leben gegen Leben ebenso wie die Ablehnung von Therapie nach Kriterien des Alters oder Geschlechts mit geltendem Recht nicht vereinbar sind. Auf den Einwand von *L. Koslowski*, daß es Triagesituationen gäbe, konzedierte er *(Günther)* eine Wahlmöglichkeit bei Gleichwertigkeit von kollidierenden Pflichten. *Ferlinz* griff die Regelung in Großbritannien auf und gab zu bedenken, daß die Finanzierung jeder nur medizinisch gerechtfertigten Leistung in Zukunft nicht möglich sein werde. *Wieland* schloß sich dieser Aussage an, beklagte aber die unnötige Vergeudung von Ressourcen. Aus ökonomischer Sicht wäre eine Verhaltensänderung nötig − die Appelle blieben jedoch fruchtlos. Die Aufgabe des Arztes liegt in der Information und ist nicht primär eine soziale Verantwortung.

Adam verstärkte diese Position noch, indem er sich gegen Abwälzen der ökonomischen Probleme auf den Arzt wandte und die Politik als Verantwortungsträger adressierte. Für tragische Situationen seien weder Maximen noch das Strafgesetzbuch, sondern die persönliche Entscheidung erforderlich.

II. Primum utilis esse − vor allem nützen

Primum utilis esse –
in der antiken und modernen Medizin*

H. Poliwoda

Jeder Student der Medizin, ja jeder Mensch mag beim erstmaligen Hören oder Lesen der ärztlichen Maxime „primum utilis esse" diese als eine Selbstverständlichkeit empfinden, fast als eine Banalität. Dennoch besitzt das „Utile" den Charakter einer Maxime im Sinne einer obersten Regel, einer Mahnung, die dem Arzt ständig vor Augen stehen sollte, denn sein Handeln kann leicht das Gegenteil bewirken.

Schon im Hippokratischen Eid taucht das „Utile" auf. Unter den Gelöbnissen steht der schlichte Satz: „In welches Haus ich eintrete, stets werde ich eintreten zum Nutzen des Kranken." Die an anderer Stelle von Hippokrates ausgesprochene Devise „nützen oder zumindest nicht schaden" war und blieb die Weisheit der medizinischen Wissenschaften durch die Jahrhunderte. Im ärztlichen Auftrag kommt dem „Utile" jedoch die Priorität zu und ist der entscheidende Maßstab des ärztlichen Handelns. Das Ausmaß des Nutzens zur Zeit des Hippokrates bzw. fünf Jahrhunderte später des Galen war wesentlich bescheidener als heute. Dafür war aber die Gefahr, dem Patienten durch die gewählte Therapie zu schaden, ungleich geringer.

Das „Utile" soll hier unter folgenden Gesichtspunkten besprochen werden:

1. Darstellung des „Utile", wie es Hippokrates und später Galen – in seinem Kommentar zum sechsten Epidemienbuch des Hippokrates – gesehen und definiert haben (1).
2. Das „primum utilis esse" in der modernen Medizin.

Hippokrates sah das „Utile" eng an das „iucundum" gebunden. Er schreibt im sechsten Epidemienbuch (Übersetzung von Walter Müri): „*Annehmlichkeiten für die Kranken*: zum Beispiel Sauberkeit in der Zubereitung von Essen und Trinken, in dem, was sie sehen, Weichheit dessen, was sie berühren; noch andere. Was nicht großen Schaden anrichten kann und sich leicht wieder gutmachen läßt: zum Beispiel einen kalten Trank, wo es angezeigt ist. Besuche, Gespräche, Haltung, Kleidung – alles mit Rücksicht auf den Kranken. Haare, Nägel, Gerüche."

Diesem vierzeiligen Hippokrates-Text widmete Galen einen zehnseitigen Kommentar. Im wesentlichen behandelt dieser Kommentar das Verhältnis zwischen dem „Utile" und dem „iucundum", dem Nutzen und möglichst auch Angenehmen. Galen schreibt in seinem Kommentar: „Das ein wenig Schlechtere, sei es ein Trank, sei es Speise, aber Angenehmere ziehe man dem Besseren, aber Unangenehmeren vor." Für das richtige Verhältnis von „Utile" und „iucundum"

---

* Herrn Professor Dr. med. Fritz Hartmann zum 70. Geburtstag gewidmet.

wählt Galen das Wort „Charites" (Plural!) und meint damit Formen des Entgegenkommens des Arztes. Der Nutzen würde besser erreicht werden, wenn der Arzt den angenehmeren Weg wählt, ohne das ihm auferlegte Ziel aus den Augen zu verlieren, und er damit keinen Schaden anrichtet. Das „iucundum" bleibt dem „Utile" aber klar untergeordnet. Galen sagt: „Schmeichelei ist es, kommt man dem Kranken allzusehr entgegen und nimmt man nicht die Gesundheit, sondern das ‚iucundum' allein zum Maßstab." Dennoch räumt Galen dem „iucundum" – vor allem in den Kleinigkeiten des Alltags – einen weiten Raum ein.

„Die Sauberkeit von Speis' und Trank, sowohl die Gerätschaften, in denen sie zubereitet werden, als auch der Arzt selber", denn zu jener Zeit bereitete er zumeist die Speisen selbst. „Hände, Gesicht, Bart und Kopfhaar, weiter die übrigen Teile des Körpers sowie seine Kleidung müssen rein sein", denn alles Schmutzige wirkt auf den Kranken abstoßend. Hier ist das ästhetische „iucundum" der entscheidende Gesichtspunkt.

„Was sie sehen": Der Patient soll nichts zu sehen bekommen, was ihm unangenehm ist. Liebe Freunde dürfen gerne länger bei ihm bleiben, alle anderen sollen gar nicht erst hereingelassen werden. An der Reaktion seines Patienten wird der Arzt erkennen, ob diesem der Besuch genehm ist oder nicht. Der Kranke zeigt sich erfreut, oder er ist ärgerlich und unwillig, wenn zum Beispiel jemand unangemeldet hereingelassen wird, der Freundschaft nur heuchelt." Galen wählt sehr bezeichnend dieses Beispiel. Es ist die Zeit, die Tacitus eben durch dies Simulantentum gekennzeichnet findet. Für den römischen Historiker ist Unaufrichtigkeit ein Symptom der Dekadenz seines Staates, und mit bitterer Ironie prangert er es an; Galen denkt wie Tacitus (Deichgräber).

Galen macht aber auch auf jenes „iucundum" aufmerksam, das durch Geruchsempfindungen, des Geschmacks, des Gehörs und des Tastsinnes beeinflußt wird. Mehr ins einzelne gehend stellt Galen fest: „Der eine findet Gefallen an diesen, der andere an jenen Farben, Formen, Blüten, Gewächsen, Zweigen und Bildern. Dies vermittelt ihm Freude, anderes mißfällt ihm." Der Arzt wird sich deshalb bei den Angehörigen erkundigen, woran der Kranke Freude hat, und dies in das Zimmer bringen lassen, in welchem der Patient liegt. Wer von uns Ärzten achtet bei seinen Hausbesuchen auf derartiges? Ganz zu schweigen von den Bedingungen in der Institution Klinik.

Das dritte und letzte Beispiel des Hippokrates:« „Weichheit dessen, was der Kranke berührt." Hier hält sich Galen nur kurz auf, berührt aber unter diesem Kapitel auch den Einfluß von angenehmen Stimmen und die Unerträglichkeit von Lärm, der in das Krankenzimmer dringt. Aber auch von schlechten Nachrichten, daß zum Beispiel ein Freund gestorben sei, daß das Vermögen in Verlust geraten sei, soll der Patient verschont bleiben. Mit freudigen Nachrichten kann dem Patienten zu guter Stimmung verholfen werden.

Galen diskutiert schließlich auch die Problematik der Unterrichtung des Patienten über seine Prognose, von Wahrheit und Unwahrheit. Er unterscheidet die vernünftigen Patienten, die zugleich nicht zaghaft sind, die Ängstlichen, die zu ruhiger Überlegung nicht fähig sind, und jene Kranken, denen Mut und Verstand schlechthin abgeht. Er richtet sich also ganz auf die Besonderheiten des Individuums aus. Mit einem „vernünftigen" Patienten soll der Arzt offen sprechen. Er braucht ihm nichts vorzuenthalten. Einem „ängstlichen" Kranken wird er alles sagen, was ihn bei „gutem Mut" hält, dabei aber von der Wahrheit nicht wesentlich abweichen. Hochgradige Ängstlichkeit des Patienten aber zwingt den Arzt, gegen besseres Wissen zu sagen, er könne ihm eine gute Prognose stellen, er solle unbesorgt sein, er würde wieder gesund werden –, nur wird er in solchem Fall den Angehörigen den wahren Sachverhalt nicht vorenthalten.

Noch weiteres können wir aus Galens Kommentar entnehmen. Bei aller Liebe zu seinem Patienten, bei dem maßvollen Bemühen, ihn positiv zu stimmen, muß der Arzt „ernste Würde" behalten. Er muß bei seinen Bemühungen um die richtige Diagnose auch die Individualität des Kranken berücksichtigen, denn nicht die Diagnose allein bestimmt die leichtere oder schwerere Erträglichkeit des „cursus morbi", sondern im hohen Maße die individuelle „innere Kraft" des Patienten. Da es *den* Patienten, *die* Wünsche des Patienten nicht gibt, ist Heilkunst nach Galen – im Gegensatz zur Logik, Mathematik, Astronomie – eine Treffkunst.

So zeichnet Galen ein Bild des Arztes, der mit ausgesprochenem moralischem und wissenschaftlichem Verantwortungsbewußtsein seinen Kranken bis an die Grenze des wissenschaftlich Vertretbaren entgegenkommt, eines Arztes, der die Prädikate „Menschenfreund", „Mäßiger" erhält, aber stets den *Ernst* und damit den *Logos* seiner Kunst zu bewahren versteht.

Erwähnenswert scheint, daß das „iucundum" nicht erst bei Hippokrates bzw. Galen auftritt, sondern auch schon in der homerischen Medizin, die Kenntnis hatte über „die milden Kräuter des Asklepios". So stillt Patroklos dem verwundeten Eurypylos mit Kräutern die dunklen Schmerzen, und während er den Helden in dieser Weise behandelt, „erfreut er ihn mit Reden", um den Verwundeten mit Worten bei gutem Mut zu halten. Zur Therapie gesellt sich also das „iucundum". So finden wir im ältesten Gedicht des Abendlandes ein Zeugnis der „Charis"-Welt.

Das „primum utilis esse" in der modernen Medizin

Mit den Möglichkeiten der heutigen Medizin wäre die Epidemie von Perinth sicherlich harmloser verlaufen, und Hippokrates hätte wohl sein sechstes Epidemienbuch nicht geschrieben, in dem er das „Utile" und „iucundum" formulierte. Aber auch das Versprechen der Oberammergauer Bürger wäre mit den heutigen medizinischen Mitteln nicht notwendig geworden, Mozart nicht an einem wahrscheinlich akuten rheumatischen Fieber gestorben, und Chloramphenicol hätte Schubert mit großer Wahrscheinlichkeit seinen Typhus abdominalis überleben lassen. Aber diese Ebene der medizinischen Wissenschaft mit der in den zurückliegenden Jahrtausenden zu vergleichen, wäre unfair und träfe auch nicht den Sinn dieser Tagung. Neben aller wissenschaftlichen Erkenntnisse ist die Ebene der hippokratischen Maxime, das „Utile" in Verbindung mit „iucundum", unverändert gültig. Bei näherem Hinschauen scheint diese Ebene sogar gefährdeter zu sein als in den vergangenen Jahrhunderten. Ich möchte dies in zwei Abschnitten aufzeigen. Der erste Abschnitt behandelt die pflegerischen und die damit verbundenen menschlichen Zuwendungen, die wir heute den Kranken angedeihen lassen. Der zweite Abschnitt soll einige Aspekte über das Verhältnis zwischen Arzt und Patient in unserer Zeit beleuchten.

Hippokrates kannte noch keine Klinik, er behandelte den Patienten in dessen Haus. Heute wird in der Bundesrepublik nahezu jeder ernstlich Erkrankte klinisch behandelt. Häusliche Pflege beschränkt sich in der Regel auf unkompliziert verlaufende Krankheiten oder – bei noch intakten Familien – die Pflege von Sterbenden, denen die klinische Medizin kurative Optionen nicht mehr bieten kann.

In der klinischen Medizin ist der Tagesablauf stark von der Institution Klinik geprägt, und das natürliche Handeln des Individuums, sprich Schwester, Pfleger, Arzt, wird dadurch zwangsläufig mitgeprägt. Von den rigiden Tagesabläufen einer Klinik werden gerade die Schwerkranken besonders betroffen, die nicht selten schon morgens um vier Uhr zum Waschen geweckt werden, da die Pflegekräfte, die zwischen sechs und sieben Uhr die Frühschicht beginnen, wegen der zahlreichen medizinischen Verrichtungen nicht die Zeit besitzen, diesen äußerst wichtigen Teil der Pflege zu übernehmen. Bis zum Frühstück vergehen häufig drei bis vier Stunden, während dann im Drei-Stunden-Takt die üblichen vier Mahlzeiten dem Patienten vorgesetzt werden. Danach tritt eine rund 14stündige Essenspause ein. Es mag Krankenhäuser geben, wo es ein wenig menschlicher zugeht, aber die Mehrzahl unserer Krankenhäuser basiert auf diesem grob gestrickten Tagesablauf. Bei häuslicher Pflege wäre dies undenkbar.

Dieses Handeln in der Institution färbt – wie bereits erwähnt – auf das individuelle Handeln der Betreuenden ab, gegen das sich nur engagierte Pflegekräfte mehr oder weniger immun erweisen. Nicht der gute Wille der Ärzte oder Schwestern mindert das „Iucundum" für den Patienten, sondern die der zentralistischen Institution Klinik immanenten Probleme. Die Diversifikation der einzelnen Dienste wie zum Beispiel Wäschezentrale, Sterilzentrale, Küche mit täglich mehr als tausend Essensportionen, Hol- und Bringedienst, Krankentransport, aber auch die Zentralisierung diagnostischer Abteilungen führt zu erhöhter Störanfälligkeit der Institution, und es vergeht kaum eine Woche ohne ernsthafte Störungen in einem dieser Dienste. Die Krankenstation als wichtigste Zelle in dem komplexen Organismus eines Krankenhauses kann aber ihre Aufgaben nur dann „cito et iucunde" erfüllen, wenn sie von den aufgeführten Diensten reibungslos versorgt werden. Immer wieder sind Improvisation und Kompensation wegen ausbleibender Hilfen notwendig. So mancher Tag des Pflegepersonals ist von logistischen Geschäftigkeiten überladen und die dadurch verbrauchte Zeit dem Patienten entzogen. Leicht breitet sich Frustration im Pflegepersonal aus, und es ist dann kein Wunder, wenn erfahrenen und engagierten Pflegekräften die „innere Batterie" leerläuft und sie sich leichteren Pflegebereichen oder gar anderen Berufen zuwenden. Der mögliche Nutzen dank der enormen Fortschritte der Medizin kann durch die geschilderten Mißstände häufig nicht umgesetzt werden oder läuft in einer Form ab, die das Prädikat „Iucundum" nicht verdient.

Patienten-Arzt-Verhältnis

Die medizinische Wissenschaft hat in diesem Jahrhundert unbestreitbar große Fortschritte gemacht. Die Kurve zeigt eher einen exponentiellen als einen linearen Verlauf. Einschränkend muß allerdings gesagt werden, daß im Gegensatz zu den in der Molekularbiologie, der Neurobiologie und der Zellbiologie tatsächlich gegebenen „Hochtechnologien" mit ihren ungeheuren Möglichkeiten zur Erforschung grundlegender Probleme der Lebenszusammenhänge unsere Erkenntnisse von den krankhaften Zusammenhängen doch noch primitiv sind. Ich erinnere nur an das Problem der chronischen Entzündung, das zum Versagen der Nieren, des Herzens, der Leber führen kann und die Transplantationsmedizin notwendig macht. Es ist andererseits aber zu hoffen, daß sich unsere Unwissenheit in Fragen krankhafter Zustände angesichts der Unmenge neuer Erkenntnisse nicht lange hält.

Zur Zeit arbeiten wir noch auf drei unterschiedlichen Technologieniveaus. Das erste entspricht der wahren Hochtechnologie der Medizin, denn sie gründet sich auf wirkliches Verständnis der krankhaften Zustände. Dazu gehören das Impfwesen, die Behandlung bakterieller Infekte, und auch der erfolgreiche Kampf gegen Syphilis und Tuberkulose gehören in diese Rubrik. Nicht zu vergessen ist die heute mögliche Behandlung endokrinologischer Störungen mit den entsprechenden Hormonen, die Verwendung von hämatopoetischen Wachstumsfaktoren und Lymphokinen in der Hämatologie u. a. m. Die Liste ist allerdings beschränkt und sicherlich nicht so groß, wie man öffentlich manchmal glauben macht.

Das nächste Niveau, die sogenannten Spitzentechnologien der Medizin, sind die schon oben erwähnten Organtransplantationen. Hier spricht man zwar von Spitzentechnik, jedoch ist sie mehr ein Notbehelf. Diese Techniken sind sehr kompliziert und enorm kostenaufwendig. In diese Rubrik gehören auch die heutigen Verfahrenstechniken bei der koronaren Herzkrankheit, ebenso ein Großteil dessen, was bislang in der Krebsbehandlung geschieht.

Das dritte Niveau betrifft alles das, was streng genommen „Nicht-Technologie" genannt werden sollte. Es geht um die sogenannte Begleittherapie bei Krankheiten, denen der Arzt hinsichtlich des Krankheitsverlaufs und seines Ausgangs machtlos gegenübersteht. Hierbei sind Beistand und Fürsorge heute nach wie vor absolut unentbehrlich. Was früher Ärzte am Krankenlager von Patienten mit Typhus, Poliomyelitis, Pneumonie oder anderen Infektionskrankheiten leisteten, tun wir heute für Patienten mit unheilbarem Krebs, multipler Sklerose, Schlaganfall, fortgeschrittener Leberzirrhose und andere. Hier ist die von Galen gezeichnete „Charis"-Welt im besonderen Maße notwendig, die jedoch bei den anderen Technologieniveaus nicht in Vergessenheit geraten darf.

Wolfgang Wieland (2) hat darauf hingewiesen, daß Arzt und Patient eine Dyade bilden. Der Arzt hat hierbei eine ungeteilte Verantwortung, und der Patient ist der von seinem Handeln Betroffene. Ärztliches Handeln bzw. die sich daraus ergebenden Fakten sind bekanntlich irreversibel. Kein Arzt kann sich der Pflicht entziehen, sich mit den Folgen seines Handelns auseinanderzusetzen. Wegen der Irreversibilität ist gerade das ärztliche Handeln mit einem Verantwortungsdruck von besonderer Intensität behaftet, da kein Arzt den von ihm geplanten Erfolg garantieren kann. Es bleibt für den Arzt stets ein Rest von Unsicherheit und Unbestimmtheit bestehen, den er akzeptieren muß.

Hinter den angesprochenen medizinischen Fortschritten verbirgt sich aber im klinischen Alltag eine Fülle von bedrückenden Lasten für den Patienten, jedoch auch für den Arzt. Ich möchte hier nur auf die Besonderheiten bei Tumorkranken eingehen. In der Onkologie geht es fast immer um Leben oder Tod, und in der Bevölkerung werden Todesängste in besonderem Maße auf den Krebs projiziert. Daher wird hier, mehr als in anderen Bereichen der Medizin, das Überleben bzw. die Überlebensdauer anhand ständig fortgeführter Statistiken zum Hauptorientierungsraster. Dieser dient dazu, das individuelle Schicksal zu prognostizieren. Die Abspaltung des Individualschicksals und die Durchsetzung des statistischen Kollektivs als Erfolgsmaßstab nagt an der Seele des Arztes. „Trial and Error" sind häufige Weggenossen des Hämato-Onkologen, denn die Individualität des Tumorleidens, der „cursus morbi" läßt den Schleier nicht selten erst nach ein oder zwei therapeutischen Attacken − sprich Chemotherapiekursen − fallen. Es fehlen noch immer klinisch zuverlässige Vortests, die uns ausreichend exakt für das betreffende Individuum den optimalen Therapieplan an die Hand geben.

Hat zum Beispiel ein Therapieregime eine Erfolgsquote von 50 Prozent, ein anderes nur von 30 Prozent, so ist es für den onkologisch tätigen Arzt sehr schwer, sich der Suggestion dieser statistischen Differenz zu entziehen, auch wenn das sogenannte Fingerspitzengefühl im Bemühen um eine Therapie nach Maß vielleicht zum statistisch weniger erfolgversprechenden Schema rät. Die prognostische Unsicherheit ist ein elender, aber noch nicht abzuschüttelnder Geselle in der Tumortherapie und zwingt obendrein zu langen Verlaufsbeobachtungen, häufig weit hinaus über die Zeit der sogenannten Tumorfreiheit, sogenannt, weil die Festlegung „absolute Tumorfreiheit" oder „verbliebene minimale Restkrankheit" ein weiteres Problem darstellt.

Ich möchte nicht voll ins Horn von Ivan Illich blasen, wonach alle medizinischen Erfolge gewisse Arten von Etikettenschwindel seien, die den Leidensweg von Kranken und Krüppeln ausdehnten. Aber nachdenklich, allzu nachdenklich macht uns doch so mancher Krankheitsverlauf, so manches Golgatha ohne das erhoffte Ostern. So ist das „Utile" bei vielen Patienten nicht zu garantieren, worauf schon hingewiesen wurde.

Häufig wird schon im Vorfeld der Diagnostik von unsicheren, ängstlichen oder sogar inkompetenten Ärzten das „Utile" verletzt. Dazu seien einige Beispiele aufgeführt. Fieber, Halsentzündung und etwas merkwürdig aussehende mononukleäre Zellen im Differentialblutbild werden als Leukämie diagnostiziert, und diese belastende Diagnose wird dem Patienten *sofort* eröffnet. In Wirklichkeit ist es aber eine infektiöse Mononukleose, also eine in der Regel harmlos verlaufende Virusinfektion. Der geschwollene Lymphknoten wird sofort zum Morbus Hodgkin oder zu einer Krebsmetastase erklärt. Auch wenn die Diagnose richtig wäre, stellt sich die Frage, ob der Patient bereits bei der ersten Konsultation mit der Bösartigkeit seiner Krankheit konfrontiert werden muß. In der Regel dauert es doch mehrere Tage, bis alle Zusatzuntersuchungen durchgeführt sind, die eine exakte Klassifikation bzw. Einordnung der Erkrankung ergeben und die entsprechenden prognostische Aussagen zulassen. Diese Tage kann der erfahrene Arzt nutzen, um die psychischen Strukturen des Patienten kennenzulernen, sei es durch Gespräche mit dem Patienten selbst oder mit seinen Angehörigen, um ihn erst dann an die Diagnose heranzuführen. Die Verharmlosung einer bösartigen Erkrankung scheint mir nur dann erlaubt, wenn wir keine kurative oder zumindest gute palliative Option dem Patienten anbieten können und seine psychische Struktur dazu rät, den Mantel der Barmherzigkeit zu wählen. Bei der Mehrzahl der Patienten, für die wir keine kurative Option zur Verfügung haben, kann dennoch das Heranführen an die ungünstige Prognose des Leidens von hohem Wert sein, denn fast jeder Mensch erreicht dann Ebenen in seinem Leben, die ihm sonst verschlossen blieben.

Es gäbe noch viele Beispiele, wo das „Utile" durch das ärztliche Handeln und Verhalten verletzt wird. In der Häufigkeitsskala steht die mangelhafte ärztliche Kompetenz an erster Stelle. Nicht nur der Hausarzt, sondern auch kleinere klinische Abteilungen können mit dem Fortschritt in der Medizin einfach nicht Schritt halten. Hier gilt es, kooperative Strukturen, die den Wissenstransfer von den Zentren in die regionalen Krankenhäuser leiten, zu verbessern. Leider macht sich aber gerade hier eine weitere negative Tendenz breit, nämlich die Streichung von Lehrstühlen an den Universitäten als Folge des Glaubens an den sogenannten Generalisten. Dies ist aber ein Problem eigener Art.

Abschließend seien einige Bemerkungen hinsichtlich der besonderen Rolle des forschenden Arztes gestattet. Hans Jonas (3) hat dazu eingehend Stellung genommen, die ethischen Aspekte dieses besonderen Arzt-Patienten-Verhältnisses beleuchtet. Er kommt zu dem Schluß, daß der Krieg gegen Krankheiten nur dann gewonnen werden kann, wenn die an der betreffenden Krankheit Leidenden in die Forschungsprozedur einbezogen werden. Sie sind *wegen* ihrer Krankheit – und nur wegen ihrer Krankheit – zugelassene Versuchsobjekte. Dies sei, so sagt Jonas, die fundamentale und voll genügende Überlegung. Ihr voran setzt er aber die Notwendigkeit der umfassenden Aufklärung des Patienten, wissend, daß ein Rest von bloßem Vertrauen bei aller Aufgeklärtheit stets verbleibt. Zustimmung und Freiwilligkeit im guten Sinne des Wortes sei über das ganze Spektrum der Möglichkeiten im Verhältnis vom forschenden Arzt zum Patienten ausgebreitet. Dem forschenden Arzt wird es zur erhöhten Pflicht gemacht, seine im Grunde genommen ungebührliche Macht nur für die würdigsten Forschungsziele zu gebrauchen, denn die Versuchung, den Patienten als Instrument zu nutzen, ist groß.

Die Möglichkeiten des „Utile" sind heute beträchtlich, aber das „Iucundum" droht ein Kümmerling zu werden, wenn in den Helfern Pascals „logique de cœur" nicht lebendig bleibt.

Literatur

1. Dieses Kapitel basiert auf den Untersuchungen von Karl Deichgräber: Medicus gratiosus; Akademie der Wissenschaften und der Literatur, Jahrgang 1970, Nr. 3, Mainz
2. Wolfgang Wieland: Strukturtypen ärztlichen Handelns; in: Medizin und Ethik, Hrg. v. H. M. Sass, Stuttgart: Reclam, 1989
3. Hans Jonas: Technik, Medizin und Ethik, Frankfurt a. M.: Insel, 1985

Primum utilis esse – in der Chirurgie*

K. Schwemmle

Krankheit ist das größte Risiko für jeden Menschen. Daher versucht der Mensch von alters her, sich dagegen zu wehren oder zu versichern (19).

Der in seiner Befindlichkeit gestörte Patient erwartet vom Arzt Hilfe. Die Grundtendenz des ärztlichen Heilauftrages wird offensichtlich, wenn man den vom Patienten gewünschten Nutzen der Behandlung dem unerwünschten Schaden gegenüberstellt.

Wie kann man Nutzen quantifizieren?

Zum naturwissenschaftlichen Selbstverständnis der Medizin gehört es, Erfolg oder Mißerfolg zu substantiieren, den Nutzen irgendwie mit Zahl und Maß festzuhalten. „Medizin wird Naturwissenschaft sein, oder sie wird nichts sein." Dieser Satz des Internisten Naunyn hat seine Wurzeln schon im Mittelalter. Der deutsche Kardinal Norbert von Kues formulierte im 15. Jahrhundert die heute noch gültige Wissenschaftstheorie, wonach eine wissenschaftliche Meinung meßbar, wägbar und reproduzierbar sein müsse (18). Den therapeutischen Nutzen kann man als Summe aller positiven und negativen Ereignisse bei der Behandlung einer Krankheit bis zum Endzustand definieren (Abb. 1).

Nicht immer ist der Erfolg einer chirurgischen Intervention und damit der Nutzen für den Patienten so offensichtlich wie bei manchen angeborenen Mißbildungen, die ohne Behandlung nicht überlebt werden. Sie ist also eine „conditio sine qua non". Es gibt nur die Alternative Tod oder Behandlung. In einem Zahlenschema wäre 1,0 der optimale Nutzen, also die völlige Heilung, 0,0 der Tod als absoluter Mißerfolg (13). Viel häufiger allerdings liegt der Nutzen für den Patienten irgendwo zwischen diesen beiden Extremen. Ein Schienbeinbruch kann nach einer operativen Stabilisierung folgenlos ausheilen. Es können aber auch Funktionsstörungen durch Infektionen, Weichteilschwellungen und Einschränkung der Gelenkbeweglichkeit zurückbleiben.

Attribute wie „erfolgreich" oder „komplikationslos" sagen aus, daß es auch andere Krankheitsverläufe gibt, die den therapeutischen Nutzen reduzieren oder zunichte machen. Dem Nutzen einer chirurgischen Behandlung steht also immer ein damit untrennbar verbundenes Risiko für den Patienten gegenüber. Statistisch meßbare Parameter für den Erfolg sind *Operationsletalität,* postoperative *Morbidität* und vor allem, aber nicht nur bei bösartigen Erkrankungen, *Prognose.*

---

* Meinem chirurgischen Lehrer, Herrn Dr. Georg Weber, Bayreuth, zum 80. Geburtstag gewidmet.

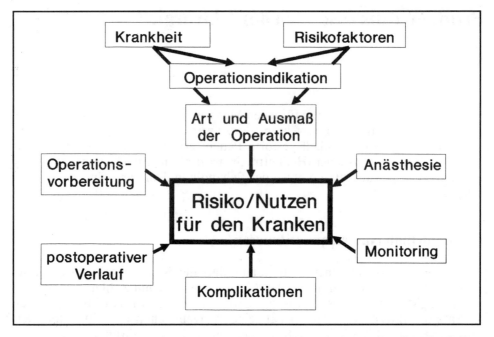

Abb. 1. Einige Faktoren, die Nutzen und Risiko der chirurgischen Behandlung beeinflussen

Nur der Vollständigkeit halber sei erwähnt, daß natürlich auch jede nichtoperative Behandlung mit Risiken verbunden ist. Das wußten schon die alten Römer: „Remedium" heißt im Lateinischen nicht nur Heilmittel, sondern auch Gift. Sogar eine Placebo-Behandlung kann mit unerwünschten Nebenwirkungen verbunden sein, ebenso sogenannte Naturheilverfahren oder eine psychoanalytische Gesprächstherapie.

Operationsrisiko

„Vulnerando sanamus" steht über dem Hauptportal der Chirurgischen Universitätsklinik in Gießen. Die Operationswunde als Mittel zum Zweck wird erträglich, wenn wir über diesen Weg dem Patienten wirklich helfen. Es gibt Hindernisse vor diesem Ziel, z.B. wenn ein Patient wegen schwerer Begleiterkrankungen nicht operiert werden kann oder wenn diese nach einem Eingriff eskalieren und schlimmstenfalls zum Tode führen. Der Risikominderung durch präoperative Untersuchungen der wichtigsten Körperfunktionen kommt daher eine entscheidende Bedeutung zu (Tab. 1). Niemals darf nur ein Lokalbefund, eine Diagnose behandelt werden. Die Operationsindikation bezieht sich immer auf den ganzen Menschen. Trotzdem brauchen wir die Statistik als Durchschnitt der Daten vieler Patienten. Wir müssen den Spontanverlauf einer Krankheit kennen und über die durchschnittliche Letalität, Morbidität und Langzeitprognose informiert sein; denn nur dann können wir im Einzelfall die vermutlich richtige Entscheidung treffen (Tab. 2).

Risikofaktoren

Allgemeinzustand

Einschränkungen von Organfunktionen:

Herz, Kreislauf,
Lunge, Gerinnung,
Niere, Endokrinium,
Leber, Stoffwechsel

Tab. 1

Quantifizierung des Nutzens chirurgischer Therapie

- Kenntnis des Spontanverlaufs einer Krankheit

- Prüfung der Operationsletalität

- Postoperative Morbidität

- Langzeitprognose

Tab. 2

Spontanverlauf einer Krankheit

Patienten dürfen dann nicht operiert werden, wenn die Heilungschancen geringer sind als nach konservativer Behandlung oder ohne jegliche Therapie (Tab. 3). Als Beispiel sei die nekrotisierende Pankreatitis genannt. Wegen der Selbstverdauung der Bauchspeicheldrüse sterben 30 bis 50% der Patienten. Es lag daher nahe, den Katastrophenherd operativ zu beseitigen. Sehr bald mußte man allerdings erkennen, daß man mit einer sogenannten Whippleschen Operation, der Entfernung eines großen Anteiles der Bauchspeicheldrüse mit umgebenden anatomischen Strukturen, die Überlebenschancen nicht verbesserte, sondern reduzierte. Eingriffe, deren Risiko den erwarteten Nutzen aber übertreffen und deren Operationsletalität über der Sterblichkeit einer Krankheit selbst liegt, sind nicht erlaubt.

Nutzlose Eingriffe

- **Letalität höher als ohne Operation**

- **Morbidität höher als ohne Operation**

- **Lebenserwartung verkürzt**

Tab. 3

Umgekehrt spielt das Operationsrisiko eine eher untergeordnete Rolle, wenn ohne chirurgische Therapie die Patienten mit Sicherheit oder mit hoher Wahrscheinlichkeit sterben werden (Tab. 4). Auch Eingriffe, die zu einer deutlichen Besserung der Lebensqualität führen, dürften unumstritten sein (Tab. 5). Ein schlecht verheilter Knochenbruch belästigt den Betroffenen erheblich. Eine Struma kann die Luftröhre einengen und die Atmung behindern. Vielleicht wäre die Geschichte der letzten 180 Jahre anders geschrieben worden, wenn Napoleon bei Waterloo nicht unter schlimmen Hämorrhoiden gelitten hätte und kaum reiten konnte.

Chirurgen bemühen sich also um klare Kriterien für oder gegen eine Operation. „Irgend etwas muß dem Menschen heilig sein. Beim Chirurgen ist es die Indikation." Trotz dieses Satzes von K. H. Bauer (1) gibt es durchaus unterschiedliche Einstellungen und Meinungen. In einer sorgfältigen Analyse haben McCarthy und Mitarbeiter 1982 überprüft, inwieweit therapeutische Entscheidungen variieren (Tab. 6). Zwar unterscheiden sich primäre Therapie und „second opinion" bei den Chirurgen am wenigsten. Aber immerhin wurde noch bei jedem 10. Patienten die angewandte Behandlungsmaßnahme durch einen anderen Arzt nicht gestützt.

Möglicher Spontanverlauf einer Krankheit

Tödlicher Ausgang sicher
- angeborene Mißbildungen
- mechanischer Ileus
- Eröffnung von Körperhöhlen

Tödlicher Ausgang wahrscheinlich
- Bauchfellentzündung
- Starke Blutung
- Krebsleiden

Operationsrisiko eher unerheblich

Tab. 4

Möglicher Spontanverlauf einer Krankheit

Tödlicher Ausgang unwahrscheinlich

- Knochenbruch
- proktologische Beschwerden
- Kropf

Operationsrisiko zu beachten, aber ohne Operation höhere Morbidität

---

Tab. 5

55

Second opinion

	n	Therapie durch anderen Arzt nicht bestätigt	
Gynäk./Geburtsh.	692	165	(23,8%)
Innere Medizin	161	29	(18,0%)
HNO-Heilkunde	441	74	(16,8%)
Ophthalmologie	332	55	(16,6%)
Orthopädie	309	44	(14,2%)
Urologie	245	30	(12,2%)
Chirurgie	1148	117	(10,2%)

nach McCarthy et al. 1982

Tab. 6

Operationsletalität

Die operationsbedingte Sterblichkeit ist ein wesentliches, vielleicht das wichtigste Kriterium, um chirurgische Leistung zu beurteilen. Das Risiko, einen Eingriff nicht zu überleben, wird sich zwar leider nie ganz ausschließen lassen. Es ist aber deutlich geringer geworden. Es gibt durchaus Standards, die als Richtschnur auch im Sinne einer Qualitätskontrolle dienen. So muß heute die Sterblichkeit der Magenentfernung, der Gastrektomie, deutlich unter 10% liegen. Das scheint viel. Diese Zahl wird aber relativiert, wenn man sich die viel höhere Letalität über 20% noch vor zwei bis drei Jahrzehnten vor Augen hält. In anderen Sparten der Chirurgie, z. B. in der kardiovaskulären Chirurgie oder in der Neurochirurgie, beobachtet man den gleichen Trend einer ständig sinkenden Operationsletalität (Tab. 7).

Ganz ohne Zweifel: Der Fortschritt der Medizin nützt unseren Patienten. Dazu gehört aber, daß man sich als Chirurg ständig Rechenschaft über sein Tun ablegt und Komplikationen erfaßt. Nach Schiller ist zwar „das Leben der Güter höchstes nicht". Mißerfolge belasten aber nicht nur den Patienten und die Angehörigen, sondern auch den Operateur, und sie begleiten ihn oft genug nach Hause, in schlaflose Nächte und ins Wochenende. Als Herausgeber einer Operationslehre drückte dies Sauerbruch im Jahre 1933 so aus (17): „Der Chirurg ist der einzige, der sich selbst als Werkzeug bei der Durchführung des Heilplanes unmittelbar einschaltet. Von der Klarheit seines Blicks und dem mutigen Werk seiner Hand hängen Leben und Tod ab. Mit dieser besonderen Leistung ist darum auch

56

```
┌─────────────────────────────────────────────────┐
│              Vermehrung des Nutzens             │
│      durch Senkung des Operationsrisikos        │
│                                                 │
│    ■   Entfernung des Magens                    │
│    ■   Chirurgie der Herzkranzgefäße            │
│    ■   Neurochirurgische Eingriffe              │
│    ■   Instrumentelle Operationen               │
└─────────────────────────────────────────────────┘
```

Tab. 7

eine stärkere Verantwortung verbunden. Dem Chirurg wird ein schlechter Ausgang in höherem Sinne zur persönlichen Schuld. Tragbar wird diese Belastung durch Gewissenhaftigkeit in der Indikationsstellung, Beherrschung der Technik und ein berechtigtes Selbstbewußtsein. Seine sicherste Stütze aber ist die Wahrhaftigkeit. Der Chirurg, der deutelt, Fehlschläge zu entschuldigen sucht, verstößt gegen das vornehmste Gesetz seiner Zunft. Technisches Können ist unerläßliche Voraussetzung und darf doch niemals zum Selbstzweck werden."

Morbidität

Mit Kranksein oder Lebensqualität wird die Morbidität, zweites wichtiges Zielkriterium in der Chirurgie, nur unvollkommen umschrieben. Sie ist ein höchst subjektives Erlebnis, bei nicht wenigen Patienten auch verbunden mit einem Anspruchsdenken. „Das Wissen, daß Leiden eine Grundbefindlichkeit des menschlichen Lebens darstellt, ist verdrängt worden und abgelöst durch ein a priori gegebenes Qualitätsdenken. Das Leben ist aber kein Amtsgericht, bei dem man seinen Anspruch auf Gesundheit einklagen könnte" (24).

Nicht zuletzt wegen dieses Anspruchsdenkens nehmen die Klagen wegen vermeintlicher Fehlbehandlungen in den operativen Fächern fast exponentiell zu. Es droht wirklich eine defensive Medizin. Daß Operateure der Verführung erliegen, mit nicht ausreichend radikalen Krebsoperationen die Komplikationsrate zu verringern, kann man bei Nachoperationen an den viel zu kleinen Hautschnitten ablesen. Vordergründig ist das Operationsrisiko tatsächlich geringer, langfristig die Prognose jedoch deutlich getrübt. Die Angst vor juristischen Konsequenzen kann also ärztliches Handeln zu Lasten des Patienten beeinträchtigen, eine Entwicklung, an der die Rechtsprechung nicht unschuldig ist.

Nach Koslowski (9) ist unser, der Chirurgen, Beitrag zur Lebensqualität, die Gesundheit des einzelnen Menschen wiederherzustellen, zu verbessern oder wenigstens erträglich zu machen.

Viele Autoren (4, 12, 13, 22, 25, 26) haben sich bemüht, präoperatives Risiko, Operationsindikation und postoperativen Zustand objektiv zu erfassen. Es wurden Indizes entwickelt, wobei der Karnofsky-Index (8, Tab. 8) mehr objektive

---

Versuche,
Lebensqualität zu quantifizieren

- Karnofsky-Index
  Beschwerden, Symptome,
  Ausmaß der Pflegebedürftigkeit
- Spitzer-Index
  Aktivität, subjektive Einschätzung
  der Gesundheit, Umweltbeziehung,
  Zukunftsaussichten
- EORTC-Fragebogen
  Selbsteinschätzung des körperlichen
  Zustandes und der psychischen Situation

Tab. 8

Zielkriterien zur Beschreibung
der Lebensqualität (White 1967)

Death	Tod
Disease	objektive und subjektive Krankheitszeichen
Discomfort	Unbehagen durch Symptome (Schmerz, Angst, Übelkeit etc.)
Disability	körperliche Behinderung
Dissatisfaction	Unzufriedenheit mit Beeinträchtigung durch Therapie

Tab. 9

Kriterien wie Krankheitssymptome oder Pflegebedürftigkeit benützt, während Spitzer (23) vor allem auf das subjektive Empfinden abstellt, wie Aktivität, Gesundheitsgefühl oder Einschätzung der Zukunft. Ein Fragebogen zur Selbsteinschätzung des körperlichen Zustandes und der psychischen Situation wurde von der European Organisation for Research on Treatment of Cancer (EORTC) entwickelt. White stellte die „5 D" als Zielkriterien für die Beschreibung der Lebensqualität auf (Tab. 9).

Die vielen Versuche, Morbidität zu quantifizieren, zeigen die sehr subjektive Sicht, unter der die objektive Einschätzung und damit natürlich auch die Beurteilung des Nutzens für die Patienten leiden. Wie unterschiedlich die Meinungen über den gleichen Sachverhalt sein können, läßt sich z. B. im Kongreßbericht unserer Gesellschaft aus dem Jahre 1986 nachvollziehen. Die Cholezystektomie wegen symptomloser Gallensteine wird von jeweils prominenten Chirurgen einmal abgelehnt (21, Tab. 10), einmal befürwortet (27, Tab. 11).

Die Feststellung, daß ärztliche Behandlung dem Patienten am meisten nützt, wenn er gesund wird, erscheint einleuchtend und gleichzeitig banal. Allerdings bezeichnet Pascal Krankheit als den natürlichen Zustand des Menschen und Novalis als das schnellste Roß zur Vollkommenheit. Krankheit sei Befreier des Geistes und mache uns erst zum Menschen. In der Tat gehören Störungen der psychischen und pysischen Befindlichkeit wohl zum normalen Leben. Sie immer und sofort beseitigen zu wollen, nützt kaum und gelingt selten.

Gesundheit im Sinne der Definition durch die WHO, daß sie nicht allein Abwesenheit von Krankheit oder Gebrechen bedeutet, sondern einen Zustand des vollkommenen körperlichen, seelischen und sozialen Wohlbefindens, läßt sich bei realistischer Einschätzung wohl nie oder doch nur sehr selten verwirklichen.

Cholezystektomie bei "stummen" Gallensteinen

Pro: Wacha und Ungeheuer (1986)

- Gallenstein Symptom einer Stoffwechselstörung

- Im Einzelfall Risiken unabwägbar und vielgestaltig

- Operationen im komplizierten Stadium und im Alter wesentlich risikoreicher

- Gefahr einer Karzinomentstehung nicht auszuschließen

Tab. 10

59

Cholezystektomie
bei "stummen" Gallensteinen

Kontra: Schriefers 1986

- 50 - 70 % der Gallensteinträger bleibt symptomfrei
- Keine klinischen Studien mit eindeutigem Ergebnis
- Viele Steine zufällig entdeckt (Sonographie)
- Allenfalls 20 % der Patienten müssen operiert werden
- Wenn Symptome und Komplikationen auftreten, sind sie in 90 % nicht lebensbedrohlich
- Eine Verdoppelung der Cholezystektomiefrequenz bedeutet Mehrkosten von DM 89.000.000,--

---

Tab. 11

Ob man sich nach einer durchaus erfolgreichen Behandlung gesund oder krank fühlt, wird in einem hohen Maß auch von der subjektiven Einstellung des Patienten bestimmt. Die Gutachtenpraxis lehrt, daß Behandlungsergebnisse von Arzt und Patient oft sehr divergierend beurteilt werden, wobei in diese Einschätzung auch das soziale Umfeld, vor allem Familie, Beruf und gesellschaftliche Stellung mit eingehen.

Prognose

Die Überlebenswahrscheinlichkeit sollte bei gutartigen Leiden durch eine Operation nicht beeinträchtigt werden. Dazu gehört aber auch die Compliance des Patienten. Ein Trinker wird von der operativen Therapie seiner alkoholbedingten chronischen Pankreatitis wenig profitieren, wenn er den Alkoholgenuß nicht einstellt.

Eine entscheidende Bedeutung kommt der Prognose bei bösartigen Leiden zu. Sie wird ausgedrückt als prozentuale Überlebensrate nach einem bestimmten Zeitraum, meist 5 oder 10 Jahre, oder als mediane Überlebenszeit, gemessen oft nur in Monaten, nicht mehr in Jahren. Diese beiden Parameter, festgestellt durch prospektive klinische Studien, decken schonungslos auf, ob eine Operation, eine Bestrahlung, eine medikamentöse Behandlung oder deren Kombination wirklich hilft oder nicht. Manchmal kommt man bei solchen Untersuchungen zu überraschenden und zunächst nicht erklärbaren Ergebnissen. Wenn man z. B. während Operationen wegen eines Dickdarmkrebses den Blutverlust mit Bluttransfusionen ersetzt, müssen diese Patienten mit einer signifikant erhöhten Rezidivrate bezahlen (3). Eine scheinbar sinnvolle Maßnahme reduziert also die Langzeitprognose. Völlig unklar bleibt, warum das gleiche nicht auch für das Magenkarzinom gilt (7).

Oft genug müssen wir zur Kenntnis nehmen, daß anfängliche Hoffnungen und euphorische therapeutische Erwartungen einer exakten Prüfung nicht standhalten, daß also der Nutzen dieser Behandlungen für den Patienten begrenzt bleibt oder fehlt.

In diesem Zusammenhang stellt sich auch immer die Frage, inwieweit wir Patienten und ihre Familien über die Art der Krankheit, ihre Behandlungsmöglichkeiten und den voraussichtlichen Behandlungserfolg informieren sollen. Juristen und vor allem der Bundesgerichtshof als ranghöchstes Sprachrohr der Judikatur stellen an die therapeutische Aufklärung hohe Anforderungen. Ein Absehen von der Aufklärung sei nur gerechtfertigt, wenn die Eröffnung der Natur des Leidens zu ernsten und nicht behebbaren Gesundheitsschädigungen des einzelnen Patienten führen würde (zit. bei 20). Diese richterliche Feststellung halte ich für ein typisches Beispiel für die ja zwangsläufig retrospektive Beurteilung der Juristen, ausgehend von einem Einzelfall, der durchaus nicht typisch für andere Situationen sein muß. Wenn wir mit dem Patienten reden, wissen wir nie, wie er reagieren wird, ob er seinen letzten Lebensabschnitt realistisch einschätzt und sich darauf entsprechend einrichtet oder ob er in Panik und Hoffnungslosigkeit verfällt.

Zu unserem Thema „primum utilis esse" paßt jedenfalls eine rücksichtslose Offenheit nicht. Bekanntes Beispiel ist die Krankengeschichte von Theodor Storm, der in eine unproduktive Lethargie verfiel, als man ihm die Diagnose seines Magenkarzinoms eröffnete. Nachdem Freunde und der Bruder, ein Arzt, Storm überzeugen konnten, daß es sich um eine Fehldiagnose handele, lebte er wieder auf und schrieb vor seinem Tode noch eine seiner schönsten Erzählungen, den „Schimmelreiter".

Der Schaden, der durch übertriebene Offenheit entstehen kann, wird durch Heimlichkeit und Lügen noch übertroffen. Sehr leicht fühlt sich der in seiner Krankheit mißtrauische Patient hintergangen. Er registriert ja die Verschlimmerung seiner Beschwerden, und er versteht seine Schmerzen nicht, wenn man ihm mehr oder weniger nahelegt, daß er gesund sei. Meines Erachtens muß man schon erklären, warum eine Operation notwendig wird, allerdings wohldosiert. Man wird auf Fragen warten, die dann zwar behutsam beantwortet werden, aber doch so, daß immer noch Hoffnung zumindest auf Linderung des Leidens bleibt. Die Patienten wollen vielfach in Wirklichkeit nicht alles wissen, auch wenn sie diesen Anschein selbst erwecken. „Das Mitteilen der vollen Wahrheit kann ebenso richtig und notwendig wie zerstörerisch, lieblos und verletzend sein. Das Zurückhalten von Informationen kann ebenso als Täuschung, als vertrauenszerstörend empfunden werden, wie es barmherzig sein kann" (5).

Nutzen durch Wandel der chirurgischen Technik

Ebensowenig wie andere Disziplinen ist Chirurgie beharrend und starr. Entsprechend dem wissenschaftlichen Fortschritt ändern sich Techniken und Indikationen. Vor der Gesellschaft der Ärzte Wiens äußerte der große Chirurg Theodor Billroth im Jahre 1880, daß derjenige Chirurg, der es wagen sollte, eine Herzwunde zu nähen, den Respekt seiner Kollegen verlieren müsse. Zwei Jahre nach dem Tode Billroths wagte 1896 Ludwig Rehn in Frankfurt diesen Eingriff, und heute profitieren viele Patienten von einer hochentwickelten Herzchirurgie.

Ein anderes Beispiel: 1882 publizierte Rydigier den ersten Fall einer Magenresektion wegen eines stenosierenden Zwölffingerdarmgeschwürs. Die Herausgeber ergänzten den Titel des Referats im Centralblatt für Chirurgie mit der Fußnote „Hoffentlich auch letzte" (Abb. 2). Trotz der Skepsis der Herausgeber waren beim gastroduodenalen Ulkus über 80 Jahre lang resezierende Magenoperationen die wichtigste Behandlungsmaßnahme, und erst vor gut 20 Jahren wurde sie durch die selektiv proximale Vagotomie, also durch die Durchtrennung der für die Magensekretion wichtigen Nerven ergänzt und teilweise ersetzt. In neuerer Zeit schließlich konnte durch erfolgreiche medikamentöse Behandlung die Operationsfrequenz bei diesem Leiden drastisch reduziert werden.

Eine ähnliche Entwicklung zeichnet sich in der Gallensteinchirurgie ab. Nach über 100 Jahren bekommt die Cholezystektomie Konkurrenz durch eine ganze Reihe anderer Methoden, deren Wert allerdings wissenschaftlich noch nicht ausreichend präzisiert ist (Tab. 12). Erst in einigen Jahren werden wir wissen, wel-

Rydygier. Die erste[1] Magenresektion beim Magengeschwür.
(Berliner klin. Wochenschrift 1882. No. 3.)
Die Mittheilung betrifft eine 30 Jahre alte, seit 2 Jahren an immer zunehmenden Magenbeschwerden leidende Frau, bei welcher durch die genaue Untersuchung die Diagnose gestellt wurde auf »Ulcus ventriculi in der Pylorusgegend, in Folge dessen Verengerung des Pylorus mit nachfolgender selten starker Erweiterung des

Centralblatt für Chirurgie 9 (1882), 198

selbe ohne sonstige Hilfsmittel mit dem Magenlumen vereint werden konnte. Genäht wurde doppelreihig nach Czerny, und zwar mit Katgut (32 innere, 29 äußere Nähte), und die Nahtstelle mit Jodoform bepudert. Das in geringem Grade auftretende Erbrechen nur vorübergehend.' Temperatur in den ersten 9 Tagen erhöht bis 39,0—39,3° C. bei sonstigem Wohlbefinden. Ca. 6 Wochen post operat. Entlassung der geheilten Kranken. Die Untersuchung des resecirten Stückes ergiebt eine sehr starke Verdickung der Magenwandungen. das Lumen an der verengten Stelle für ein Bougie No. 9 (englisch?) durchgängig.

─────────
[1] Hoffentlich auch letzte. Redaktion.

Abb. 2. Bericht über die erste Magenresektion beim Menschen, von der Redaktion mit dem Zusatz versehen „hoffentlich auch letzte"

ches Verfahren mit dem geringsten Risiko, der niedrigsten Rezidivrate und dem größten Nutzen für die Patienten verbunden ist.

Andere instrumentelle Eingriffe sind längst zum Vorteil der damit behandelten Patienten etabliert (Tab. 13).

Mögliche Alternativen zur Cholezystektomie

- Medikamentöse Litholyse

- perkutane direkte Litholyse

- Kontaktlithotrypsie
  - perkutan transhepatisch
  - endoskopisch transduodenal

- extrakorporale Lithotrypsie mit Stoßwellen

- laparoskopische Cholezystotomie

Tab. 12

Instrumentelle Operationen

- Ballonkatheterdilatation der Koronararterien

- Instrumentelle Entfernung von Gallenblase und Wurmfortsatz

- Stoßwellenzertrümmerung von Nierensteinen

- Endoskopische Entfernung von Gallengangssteinen

Tab. 13

63

Nur wenn dem betreuenden Arzt die verschiedenen Behandlungsmöglichkeiten bekannt sind, wird er die im Einzelfall vermutlich beste auswählen. „Primum utilis esse" heißt daher auch ständige Weiterbildung und aufmerksame Beachtung des wissenschaftlichen Fortschritts. Da er von einem einzelnen nicht mehr übersehen werden kann, ist die Auffächerung der Chirurgie und auch anderer medizinischer Disziplinen in spezialisierte Fachrichtungen sinnvoll und für den Patienten nützlich. Der dadurch entstandene Vorteil droht sich allerdings ins Gegenteil zu verkehren, wenn der interdisziplinäre Kontakt unterbrochen wird und der Spezialist nur in seinem begrenzten Blickfeld denkt und handelt.

Mehrheitsentscheidungen sind keine Basis für chirurgische Therapie. Fundierte Fachkenntnisse, Beherrschung der Technik und oft genug Mut zum Risiko sind die Säulen für die Operationsindikation und den Eingriff selbst.

Auch etablierte Operationsverfahren unterliegen einem ständigen Wandel, und Behandlungsstrategien ändern sich (Tab. 14). In der Behandlung des Brustkrebses und der Struma maligna haben die Überprüfungen der Therapieergebnisse gezeigt, daß ausgedehnte Eingriffe mit großräumiger Entfernung der Lymphknoten den Betroffenen keineswegs mehr nützen als weniger radikale Operationen. Eine genau entgegengesetzte Entwicklung kann man in der Chirurgie des Magenkrebses registrieren. Aus der sorgfältigen Analyse von Behandlungsergebnissen hat man gelernt, daß sich die Heilungschancen mit einer großzügigen Entscheidung für die Entfernung des Magens in Kombination mit einer sorgfältigen Lymphknotenausräumung verbessern lassen. Das wesentlich höhere Risiko solcher Operationen wurde durch die Risikominderung der Zusatzbe-

---

Vermehrung des Nutzens
durch veränderte Operationsverfahren

- **Erhaltung, nicht Entfernung des Enddarms beim Rektumtumor**

- **Vagotomie statt Magenresektion beim Zwölffingerdarmgeschwür**

- **Ausweitung der Operation bei Gastrektomie wegen Magenkarzinoms**

- **Reduzierter Eingriff zur Therapie des Brustkrebses**

Tab. 14

handlung, insbesondere der Narkose und der postoperativen Betreuung mehr als kompensiert.

Bei der Behandlung des Mastdarmkarzinoms zeigte sich, daß eine tiefe Resektion mit Erhaltung des Schließmuskels die Behandlungsergebnisse keinesfalls verschlechtert. Man kann also heute vielen dieser Patienten einen definitiven künstlichen Darmausgang ersparen und damit die Lebensqualität verbessern.

Nutzen der Technik

In einer Zeit, in der Illich in seinem Buch „Die Enteignung der Gesundheit" (6) davon spricht, daß moderne Medizin krank macht und daß die Zunft der Ärzte zu einer Hauptgefahr für die Gesundheit geworden sei, stellt man die Technik als Hilfsmittel für die ärztliche Therapie gern an den Pranger. Man vergißt dabei, daß es eine Medizin ohne Technik schlechterdings nicht geben kann, will man nicht auf das Niveau der Priesterärzte des Altertums und des Mittelalters zurückfallen. In der griechischen Antike wurde die Medizin der „Techne" zugeordnet. Jede naturwissenschaftliche Disziplin braucht Technik, erst recht die Chirurgie. Sie wäre ohne Instrumentarium, Herzklappen, Kunstgelenke, Hilfen für Amputierte und Gelähmte, Narkosegeräte, Endoskope usw. nicht denkbar.

Was uns alle stört, sind die hohen Kosten für viele moderne Geräte. Wir müssen uns wohl damit abfinden, daß ausgehend von einem hohen wissenschaftlichen Niveau jeder kleine Erkenntnisfortschritt mit einem unverhältnismäßig großen Aufwand verbunden ist, keinesfalls nur in der Medizin, sondern auch in der Weltraumforschung, in der Physik oder in der Molekularbiologie. „Pauschale Kritik an der Technik in der Medizin ist Destruktion derjenigen Humanität, in deren Namen der Kritiker zu sprechen vorgibt", so der Tübinger Theologe Rössler (16).

Moderne Technik hilft auch Kosten sparen. Die universell einsetzbare Ultraschalluntersuchung macht viele Röntgenuntersuchungen überflüssig. Ähnliches gilt für die Endoskopie des Gastrointestinaltrakts. Selbst die Computertomographie relativiert den tatsächlich hohen Aufwand durch Einsparungen bei anderen Untersuchungen. Dieses neue Verfahren erlaubt ebenso wie die Kernspintomographie zudem ganz neue Einblicke in den menschlichen Körper, die früher undenkbar gewesen sind und auch Operationsindikation und -planung revolutioniert haben.

Das Gute wird durch das Bessere ersetzt. Der Fehler liegt darin, daß neue Untersuchungsverfahren vielfach zusätzlich und nicht anstatt veralteter Methoden angewandt werden.

Von Medizinkritikern werden vor allem Intensivstationen aufs Korn genommen. Die Realität sieht ganz anders aus. Für Patienten, die lange Zeit auf Intensivstationen behandelt worden sind, bedeuten die vielen Monitore, Beatmungsgeräte und Apparate, die tatsächlich das äußere Bild einer Intensivbehandlung prägen, keinesfalls eine Bedrohung. Sie fühlen sich im Gegenteil geborgen, weil sie wissen, daß jede gefährliche Abweichung von der Norm sofort registriert und eine entsprechende Behandlung rasch eingeleitet werden kann. Wie die Roboter an den Fließbändern der Autoindustrie bei immer wiederkehrenden und ermüdenden Arbeiten viel exakter sind als Menschen, so läßt sich eine Dauerbeatmung oder eine kontinuierliche Applikation von Medikamenten mit Hilfsgeräten wesentlich sicherer durchführen. „Apparate sind Werkzeuge. Ob mit ihnen Segen, Unfug oder Schaden bewirkt wird, hängt von dem ab, der sie benutzt" (2). Maschinen arbeiten wie Rechner. Sie nehmen Arbeit ab, erleichtern sie, aber immer nur auf Befehl. Das Dilemma liegt darin, daß einer emotionalen Technikfeindlichkeit der einen eine unbegrenzte Technikgläubigkeit der anderen gegenübersteht, charakterisiert mit dem Schlagwort „alles ist machbar".

Ein Mißbrauch der medizinischen Technik entsteht durch Unsicherheit, durch fehlende Erfahrung, manchmal auch dadurch, daß man sich juristisch absichern will. Insgesamt kann dennoch kein Zweifel daran bestehen, daß Diagnostik, Therapie und Überwachung der Patienten durch die heute möglichen technischen Mittel wesentlich verbessert wurden.

Schlußbemerkung

„Primum utilis esse" kann man auch übersetzen mit: Den Patienten „nützlich" im Sinne von „gefällig" sein. Wir wissen, daß es Patienten mit diesem Anspruch gibt und gelegentlich auch Ärzte, die diesem Verlangen genügen. Gefälligkeitsatteste, Bescheinigungen über Krankheiten, die nicht existieren, Rezepte ohne klare Begründung gehören dazu. Ich will dieses Thema nicht weiter vertiefen.

Bis zur Mitte des letzten Jahrhunderts gehörte zur Medizinerausbildung nicht nur ein Physikum, sondern auch ein Philosophikum. Rudolf Virchow, nicht nur Arzt und Pathologe, sondern auch liberaler Politiker und Reichstagsabgeordneter, hatte daran Anteil, daß das Philosophikum abgeschafft wurde.

Heute tendiert man wieder dazu, Medizin nicht ausschließlich als Naturwissenschaft zu sehen. Die Bezeichnung „angewandte Naturwissenschaft" würde das Wesen der Medizin jedenfalls unvollständig beschreiben. Die Persönlichkeit des Arztes, von der Ludolf von Krehl (11) einmal sagte, daß sie nur schwer das Bürgerrecht in der Medizin als Wissenschaft erhielt, bleibt unverzichtbarer Bestandteil des Arzt-Patient-Verhältnisses.

Festzuhalten ist, daß Medizin nicht ausschließlich Naturwissenschaft sein dürfe, daß vielmehr in ihr auch geisteswissenschaftliche Aspekte einen Platz haben sollten „als andere und mit der Naturwissenschaft gleichberechtigte Grundlage der Medizin" (11).
Schon vor fast 10 Jahren beklagte P. Koslowski (10), daß die Ausbildung der Kliniker entscheidungstheoretischen Problemen zu wenig Raum gibt. Er forderte ein Lehrfach „ärztliche Entscheidungslehre". Im Bemühen, in der ärztlichen Fortbildung auch wissenschaftstheoretische Aspekte einzubeziehen, bieten wir an der Akademie für Ärztliche Fortbildung und Weiterbildung der Landesärztekammer Hessen seit kurzem philosophisch orientierte Kurse an, die eine ausgesprochen gute Resonanz gefunden haben. Themen waren bisher: Einführung in die moderne Ethik, Wissenschaftstheorie für Ärzte und Leib-Seele-Probleme.

66

Ich denke, daß wir nicht zuletzt unseren Patienten damit nützen, wenn wir unsere tägliche naturwissenschaftlich geprägte Arbeit hinterfragen. Dieses Symposium ist sicher ein Schritt in die richtige Richtung.

Literatur

1. Bauer, K.-H.: Aphorismen und Zitate für Chirurgen. Springer, Berlin-Heidelberg-New York 1972
2. Betke, K.: Einführung. In: K. Betke, E. Kern, H. Rennert (Hrsg.): Der Arzt und die apparative Medizin. Deutsche Akademie der Naturforscher Leopoldina, Halle/Saale 1983, 13-15
3. Beynon, J., P. W. Davies, P. J. Billings, J. L. Channer, D. Protheroe, H. C. Umpleby, N. J. M. Mortensen, R. C. N. Williamson: Perioperative blood transfusion increases the risk of recurrence in colorectal cancer. Dis. Colon Rectum 29, 975-979 (1989)
4. Heinrich, H., F. W. Ahnefeld: Präoperative Analyse und Therapie von Risikofaktoren. Mehr Sicherheit für Arzt und Patient. Klinikarzt 13, 818-836 (1984)
5. Horn, J.: Das Aufklärungsgespräch. Der Arzt zwischen Verantwortung und Versagen. Zbl. Chir. 115, 257-262 (1990)
6. Illich, J.: Die Enteignung der Gesundheit. Hamburg 1975
7. Kampschöer, G. H. M., K. Maruama, M. Sasako, T. Kinoshita, C. J. H. van der Velde: The effects of blood transfusion on the prognosis of patients with gastric cancer. World. J. Surg. 13, 637-643 (1989)
8. Karnofsky, D. A., J. H. Burchenal: Clinical evaluation of chemotherapeutic agents in cancer. In: C. M. McLead (ed.): Evaluation of chemotherapeutic agents. Columbia University Press, New York 1949, p. 191
9. Koslowski, L.: Lebensqualität nach operativen Eingriffen, Einführung. Langenbecks Arch. Chir. 1989, Suppl. II, 41
10. Koslowski, P.: Lebensverlängerung als Aufgabe und Begrenzung ärztlichen Handelns aus philosophischer und ökonomischer Sicht. Med. Welt 32, 1811-1814 (1981)
11. Krehl, L. von: Krankheitsform und Persönlichkeit. Dtsch. med. Wschr. 54, 1745-1750 (1928)
12. Kümmerle, F.: Der Einfluß der Risikofaktoren des Patienten auf chirurgische Indikationen. Langenbecks Arch. Chir. 369, 43-50 (1986)
13. Lorenz, W., Ch. Ohmann, H. Stöltzing, K. Thon: Grundlagen chirurgischer Indikationen: Hilfen zur Entscheidungsfindung. Langenbecks Arch. Chir. 369, 57-63 (1986)
14. Maurer, B.: Verantwortung und Freiheit in der Krankheit in theologischer Sicht. Dtsch. Ärztebl. 84, 705-707
15. McCarthy, E., M. L. Finkel, H. S. Ruchlin: Zweitbeurteilung von Operationsindikationen. In: Qualitätssicherung ärztlichen Handelns. Bleicher, Gerlingen 1982, 177-186
16. Rössler, D.: Humanität und Menschenwürde in der technischen Medizin. In: K. Betke, E. Kern, H. Rennert (Hrsg.): Der Arzt und die apparative Medizin. Deutsche Akademie der Naturforscher Leopoldina, Halle/Saale 1983, 138-141
17. Sauerbruch, F., P. Gohrbandt: Vom Wesen der Chirurgie. In: A. Bier, H. Braun, H. Kümmell: Chirurgische Operationslehre 6. Aufl. J. A. Barth, Leipzig 1933, Band 1, 1-4
18. Schadewaldt, H.: Das ärztliche Gewissen. Med. Welt 37, 1521-1523 (1986)
19. Schettler, G.: Der ärztliche Auftrag heute. Med. Welt 39, 316-322 (1988)
20. Schreiber, H.-L.: Die Patientenaufklärung in juristischer Sicht. Internist 24, 185-190 (1983)
21. Schriefers, K. H., E. Smague: Operationsindikationen beim symptomlosen Gallenstein. Langenbecks Arch. Chir. 369, 89-96 (1986)

22. Schwemmle, K., M. Wirsching: Lebensqualität nach colorectalen Eingriffen. Chirurg 60, 454 (1989)
23. Spitzer, W. O.: Quality of life and functional status as target variables for research. J. chron. Dis. 40, 465 (1987)
24. Stroh, W.: Krankenseelsorge und moderne Medizin. Med. Welt 36, 1357–1362 (1985)
25. Troidl, H., J. Kusche: Risikofaktoren in der Chirurgie: Häufige und künftige Strategien aus der Sicht des Klinikers. Langenbecks Arch. Chir. 361, 243–249 (1983)
26. Troidl, H.: Lebensqualität: ein relevantes Zielkriterium in der Chirurgie. Chirurg 60, 445–449 (1989)
27. Wacha, H., E. Ungeheuer: Der symptomlose Gallenstein. Langenbecks Arch. Chir. 369, 83–89 (1986)
28. White, K. E.: Improved medical care statistics and health services system. Publ. Health. Rep. 82, 847 (1967)

Woran krankt das Krankenhaus?

J. Dichgans

Unsere Krankenhäuser sind Tempel des naturwissenschaftlichen Fortschritts. Dennoch ist die so geprägte Medizin in beklagenswerter Verfassung. Strahlenden Erfolgen der somatisch orientierten Handlungsmächtigkeit steht vielfach eine humane Verelendung beider, des Arztes und des Kranken, gegenüber, eine beständig fortschreitende Abkühlung des menschlichen Miteinanders und der personalen Wertschätzung. Die Maxime: „Utilis esse – nützlich sein" wird mehr und mehr rein somatisch interpretiert. Der Erfolg wird am formalen Gelingen, beispielsweise einer Wiederbelebung oder einer Transplantation gemessen, ohne daß eine verbindliche Ethik für den Umgang mit der Schicksalsdimension einer solchen Handlung entwickelt worden wäre. Auch das „iucundum esse – angenehm sein" wird leicht im Sinne der Konsumorientierung im Leben der Gesunden auf materielle Äußerlichkeiten bezogen. Wir müssen uns fragen, ob diese Verfassung Symptom einer Unordnung, einer Orientierungskrise der Medizin oder Ausdruck der Verfassung unserer Gesellschaft ist.

Das mittelalterliche Hospital war eine dienende Institution. Der Kranke war der Nächste, den es zu lieben galt wie sich selbst. Die Maxime „do ut des" war nicht nur immanent begründet, sondern vor allem transzendent. Was dem Kranken getan wurde, wurde Gott getan. Das „utilis esse" bezog sich auch, aber nur auch, auf den Körper, verlor jedoch das Seelenheil im diesseitigen, vor allem aber im jenseitigen Sinne nicht aus den Augen. Es war das in der christlichen Weltanschauung beheimatete Menschenbild, das das Gesetz des Handelns bestimmte. Der Kranke wurde als Geschöpf und Ebenbild Gottes begriffen. Dieses Verständnis überhöhte und adelte seine Individualität[1].

In unserer pluralistischen Welt, die durch die Medien die Vielfalt möglicher Weltanschauungen täglich vor Augen führt und damit die Gültigkeit jeder einzelnen Weltanschauung zu relativieren scheint, ist die Kraft dieser Sicht des Menschen verblaßt und ein neues gültiges Menschenbild nicht gefunden. Ärztliches Handeln wird nicht mehr, jedenfalls nicht in der Regel und nicht überwiegend, von einem christlichen Menschenbild bestimmt. Im Zeitalter der Naturwissenschaften und der Biologie und im Angesicht der Überbevölkerung unserer Erde droht der Mensch zur biologischen Massenware zu verkommen. Diese Sichtweise des Menschen ist die der Gesellschaft im Ganzen und wird nur sehr partiell von Ärzten geprägt. Die Gesunden und Jungen verteidigen unter der Bedrohung ihres Selbstverständnisses durch ein zunehmend biologistisch verstandenes Weltbild ihre jeweiligen Individualrechte, soweit es der materielle Spielraum erlaubt und das Gesetz zuläßt.

---

[1] Das so begründete Ethos konstituierte das klassische Hospital. Seine Anhänger wurden, das muß man zugeben, noch bis zur Mitte dieses Jahrhunderts, auch in den weltlichen Krankenhäusern, weidlich ausgebeutet.

Es droht, weil die Gesellschaft mit diesen ihren Mitgliedern das Krankenhaus betreibt, daß nicht mehr das dem Nächsten dienende „primum utilis esse" des Hippokrates oder gar das „iucundum esse" die Handlungsmaximen bestimmen, sondern eher, zumindest auch, daß ein ichbestimmtes „nihil nocere" der Ärzte, d. h. die Tendenz so zu handeln, daß man sich den Regeln der Wissenschaft gehorchend nicht schuldig macht, keinen Notfall juristisch belangbar vernachlässigt, die Rechtmäßigkeit eigenen Handelns nachprüfbar dokumentiert und die juristisch abgesicherte Selbstbestimmung des Kranken durch rückhaltlose Aufklärung respektiert, ja erst ermöglicht. Dabei wird die Gesamtheit der kreatürlichen „Schäden" erfaßt und behandelt. Vielleicht werden auch psychische Reaktionen berücksichtigt. Dieser Aspekt wird jedoch häufig delegiert. Kaum je wird Verantwortung für das gesamte „Salus" im Sinne einer die gesamte Lebenszeit des Kranken und seine körperliche, seelische, gar soziale Gesundheit (s. die Definition der WHO) bedenkenden Haltung übernommen.

Der Bereich seelischen Heils kommt im heutigen Krankenhaus ohne Zweifel zu kurz. Das wird wohl allgemein gesehen. Aber schon allein die Tatsache, daß sich Versagen in dieser Sphäre schlecht messen und objektivierbar dokumentieren läßt, gestattet und bedingt eine Verschiebung der Intensität der Sorge auf das Körperliche zu Lasten des Seelischen. Hinzu kommt, daß ganze Bereiche des Problems von unserer Gesellschaft nahezu vereinbarungsgemäß ausgeklammert werden. Die jüngeren Ärzte sind nicht mehr dazu erzogen worden, als Vorbilder zu leben. Das Erziehungsdefizit begann in den Familien, den Schulen und ist ein gesellschaftliches Phänomen, eine Folge der ins Wanken geratenen Wertvorstellungen, nicht primär ein Defizit der Kliniken.

Unsere humane Gewissensbildung – die eigentlich vornehmste Aufgabe medizinischer Lehre, aber auch die schwierigste – ist im Verhältnis zur Wissensbildung zu kurz gekommen. Wir halten uns an die Fakten oder flüchten zu diesen, weil uns ein verbindliches Menschenbild und damit auch eine Vorstellung von gültiger Menschlichkeit fehlt. Wir sind Kinder unserer Zeit, einer Zeit, in der Selbstbehauptung und vordergründiges Selbstbewußtsein vielfach die Schwäche der Person und ihrer Orientierungskrise verschleiern. Ganz natürlich tritt dann zur Entlastung des Arztes die „Voluntas aegroti" in den Vordergrund und damit der häufig aus der Not des Augenblicks geborene Wille eines nur begrenzt informierten Kranken[2].

In Zeiten des Pflegenotstands, der mit der angedeuteten Orientierungskrise wohl mehr zu tun hat als mit der schlechten Bezahlung der Schwestern, werden diese Tendenzen des Rückzugs auf die Nützlichkeit im Sinne der reinen Körperlichkeit, insbesondere auf die Bewältigung des „Notfalls", besonders deutlich. Man kann verstehen, daß bei dem oben skizzierten Weltbild unserer Gesellschaft, das in der Medizin nur seinen Niederschlag findet, die noch so ideali-

---

[2] Es ist offenbar, daß der Arzt in einer solchen Krisensituation Einfluß auf die Willensbildung des Kranken nehmen kann, dies im Hinblick auf sein Heil, aber auch im Sinne der Ausnützung für eigene Ziele. Der Selbstbestimmung bleiben vom Arzt mitbestimmte Grenzen gesetzt.

stisch eingestellte junge Schwester häufig rasch vom Zeitgeist erfaßt und von den Gebräuchen im Krankenhaus mitgerissen wird. So wie der Patient sich dort abgibt, in der übersteigerten Erwartung an die Werkstatt[3] Medizin den geschuldeten Service – Gesundung und Komfort – für das „gute Geld" (seine Krankenkassenbeiträge) zu erhalten, so sehen ihn schließlich auch ein Teil der Pflegenden (das „Pflegepersonal") als anspruchsvollen „Kunden", dem man in seinem „Job" geldwerte Gegenleistung zu erbringen hat und nicht mehr.

Überspitzt und provokativ formuliert, sind im Zeitalter der Selbstverwirlichung in unseren Krankenhäusern Personal-Gesichtspunkte, gemessen am hippokratischen Handlungsethos, welches die drei dienenden Imperative unserer ersten drei Teilsitzungen[4] charakterisieren, weit überwertig geworden. Die Krankenhäuser sind im Begriff, Institutionen für das Personal zu werden, dessen Selbstverwirklichung und Selbstbestimmung, dessen Lebensrechte seinen Stil weitgehend bestimmen. Heutige Krankenhäuser sind Dienstleistungsbetriebe, in denen viele – keineswegs alle – einen Arbeitsplatz gefunden haben, der den gewerkschaftlichen Auseinandersetzungen um Freizeit, Mitbestimmung und die Rechte von Betriebs- und Personalräten uneingeschränkt offen ist. Hinzu kommt die dem System der öffentlichen Dienste inhärente Tendenz zur Ausbildung von beruhigten Nischen, von Sinekuren.

Wir alle wissen, daß im heutigen Krankenhaus der Personalstab die Zahl der stationären Kranken weit überwiegt. Wir sollten anerkennen, daß in einer zu weiten Teilen an Lebensgenuß und Freizeit orientierten Gesellschaft den im Krankenhaus Arbeitenden wohl kaum eine esoterische Ethik überzustülpen sein wird. Die Krise unserer Krankenhäuser ist die Folge von gesellschaftlichen Entwicklungen und kann wohl nur unter Anerkennung dieser Tatsache bewältigt werden. Natürlich gibt es auch weiter viel Idealismus und diesen meist in Stille, häufig überfahren vom lautstarken Zeitgeist. Wir alle prägen diesen Zeitgeist mit.

Idealismus und dienende Gesinnung bedürfen eines sie nährenden gesunden geistigen Klimas und können nicht eingefordert werden. Die Misere unserer Krankenhäuser ist ein Symptom der Verfassung unserer Gesellschaft und kann nur durch sittliche Bildung der Bürger geheilt werden.

---

[3] Die Illusion von der stets zunehmenden Handlungsmacht der Medizin und dem Anspruch auf Gesundheit wird nicht vor allem von der Medizin und ihren Sachwaltern genährt, sondern spiegelt die Verstärkung und Konstitution des Zeitgeistes durch die Medien und ein Versagen von Politikern und Kirchen sowie ebendieser Medien in der Erziehung des Menschen.

[4] Die Maxime „voluntas aegroti suprema lex" stammt aus der amerikanischen Vertragsethik, in der die Vorstellung vom Heil im abendländischen Sinne verblaßt ist und der Selbstbestimmung nachgeordnet wurde. Sie hat keinen dienenden, sondern einen kühl konstatierenden Charakter. Die inzwischen auch gebrochene paternalistische Vertretungsethik Europas nahm im Sinne des „Salus" in Kauf, daß stellvertretend u. U. unter Hintanstellung des Willens des Kranken und des Informationsauftrags zu handeln war.

Dazu noch wenige Thesen in Kurzform:

1. Der Mensch ist auf Gemeinschaft angelegt. Die Vereinzelung durch Überbetonung der Individualität und die Selbstbezogenheit vieler in unserer Zeit sind Symptome auf einem Irrweg, der zu persönlichem und kollektivem Unglück führt. Dieser Irrweg wird den Jungen und Gesunden lange nicht bewußt. Er fordert seinen Preis bei Krankheit und im Alter, auch durch den Verlust des Familienverbandes. Dieses zu erkennen und aus dieser Erkenntnis lebend soziale Gesinnung zu lehren, dies ist Aufgabe der Familien, der Schulen, der Kirchen und des Staates.

Die Fähigkeit zu sozialem Verhalten wird in der Kindheit grundgelegt. In der Regel muß tätige Mitmenschlichkeit im Stadium der organischen Plastizität des Nervensystems eingeübt, d. h. auch neuronal fixiert werden. Die daraus resultierende Präformierung von Verhaltenskapazität ist eine *Freiheit zu* sinngebendem und damit auch beglückendem Verhalten, die ich über die *Freiheit von* „Gesittungszwängen" setzen würde.

Das Vertrauen in die kognitive Potenz des Menschen im Sinne der Selbstorganisation vom „homo sapiens" zu einer Solidargemeinschaft der Erwachsenen − auch wenn sie als Kinder nicht zu sozialem Verhalten angeleitet wurden − geht ins Leere. Einzelne werden die Einsicht in die soziale Bestimmung des Menschen immer erreichen. Das Krankenhaus braucht jedoch das breite soziale Engagement der dort Tätigen und kann vom Ethos der heutigen „Arbeitnehmer" allein nicht leben. Auch das sittliche Verständnis von Krankheit und deren Behandlung im Krankenhaus seitens der Patienten muß sich ändern. Die heute anzutreffende ganz aus dem „Haben-Modus" geborene Anspruchshaltung vieler Kranken entmutigt das soziale Engagement der Ärzte und der Pflegenden[5].

2. Sittliche Bildung braucht selbstbewußte Vorbilder: Solche Menschen überzeugen, indem sie vorleben, daß der Mensch sich (auch) als soziales Wesen verwirklicht, häufig, indem er seine ganze Kraft einbringt mit Intensität, nicht vor allem durch Lebensgenuß in Freizeit und Besitz. Überzeugend wird er durch die Übereinstimmung von Anlagen und deren Ausformung im Sinne der richtigen Wertantwort. Dies wird nicht im Modus des mißmutigen Dienens und des Sichaufopferns gelingen, sondern nur aus dem Strahlen einer Persönlichkeit, die ihre Bestimmung gefunden hat.

3. Soziales Verhalten läßt sich rational − auch religiös − mit dem alten Grundsatz „do ut des" begründen. Diese Maxime ist im Grunde nichts anderes als das christliche Gebot der Nächstenliebe. Zweifel an der Wirkmächtigkeit dieser goldenen Regel ergeben sich jedoch so lange, wie sie nur rational bejaht, nicht aber vorgelebt anerzogen zum allgemein gültigen Gesetz des Handelns erhoben wird und solange ihr Vollzug nicht auch offen prämiert wird. Diese Prämierung kann finanziell erfolgen. Dies ist der pragmatischste, aber sicher kein in die Tiefe wirkender Weg. So kann man Kräfte gewinnen, aber ihre Menschlichkeit nicht aus-

---

[5] Ein unbestreitbarer Nachteil unseres im ganzen sehr zu bejahenden Sozialversicherungssystems ist seine Eigenschaft, die Anspruchshaltung von zahlenden Kranken zu verstärken und andererseits der Gesellschaft der Gesunden ein Alibi für soziale Hilfsverpflichtung zu geben.

formen. Es ist das Wertegefüge einer Gesellschaft, das das soziale Ansehen der Berufe bestimmt.

4. Die Krise der Humanität im Krankenhaus entspricht dem generellen Verlust eines gültigen Menschenbildes. Es bedarf der konzertierten Anstrengung aller geistigen Kräfte in dieser Gesellschaft, das Bild vom Menschen erneut (nicht unbedingt neu) zu definieren. Dabei müssen die Erkenntnisse der Biologie und Medizin einerseits und das menschheitsgeschichtlich erworbene Wissen über die einzigartigen Dimensionen menschlicher Geistigkeit und religiöser Existenz andererseits zu einer harmonischen Einheit geführt werden. Der Versuch einer erneuten Erhöhung, nicht einer Überhöhung, des Menschenbildes wird Philosophen und Theologen teilweise in Konflikt mit Biologen und Soziologen bringen.

Ärztliches Engagement und rationale Entscheidungsregeln

Zum „Primum utilis esse" aus philosophischer Sicht

P. Koslowski

Warum formulieren wir ethische Regeln für das ärztliche Handeln? Warum ist eine ärztliche Ethik notwendig? Genügt es nicht vielmehr, daß der Arzt kompetent ist und sein Fach versteht, also „lege artis" oder nach dem „state of the art" arbeitet? Offenbar genügen technische Regeln allein nicht für die humane Ausübung der ärztlichen Kunst. Die ärztliche Tätigkeit ist mehr als technisch effektives Durchführen von Operationen. Zu ihr gehört das Eingehen auf den leidenden Menschen und seine leibliche Verfaßtheit und Lebenssituation. Die ärztliche Tätigkeit darf nicht nur technischen Forderungen genügen, sondern sie muß sowohl pragmatischen Imperativen, die die Einbindung des Heilungshandelns in die Lebenssituation des Patienten, die Berücksichtigung der Wirkungen der ärztlichen Maßnahme für sein Lebensglück fordern, wie dem moralischen Imperativ der Anerkennung des Patienten als Person folgen[1].

I. Die Notwendigkeit ärztlicher Ethik

Die pragmatischen und die moralischen Imperative zielen in zwei Richtungen. Sie fordern einmal die vollständige Berücksichtigung der Handlungswirkungen ärztlichen Handelns auf das Eingriffsobjekt, den Patienten, und sie formulieren andererseits die Forderung des Arztes an sich selbst, diese vollständige Berücksichtigung der technischen, pragmatischen und moralischen Haupt- und der Nebenwirkungen seines Handelns auf den Patienten zur Maxime und zum bewegenden Motiv seines Handelns zu machen. In materieller, sachlicher Hinsicht sind diese Forderungen natürlich identisch. Der Arzt hat die Pflicht, alle Wirkungen seines Handelns sorgfältig abzuwägen und die beste Handlungsalternative zu ergreifen. Ärztliches Handeln kann geradezu durch diese Pflicht und Regel definiert werden. Fehlt die pragmatische Dimension der Berücksichtigung von Handlungswirkungen, so handelt der Arzt nur als moralisierender Techniker, fehlt die technische Dimension, so handelt er als pragmatischer und moralischer Dilettant, fehlt die moralische Dimension, so handelt er als bloßer Techniker und Macher der Medizin. Das Ärztliche als Ganzheit der Zuwendung zum Pa-

---

[1] Vgl. P. Koslowski: „Lebensverlängerung. Nebenwirkungen und Grenzen der ärztlichen Behandlungspflicht aus philosophischer und ökonomischer Sicht", in: P. Koslowski, Ph. Kreuzer, R. Löw, (Hrsg.): Die Verführung durch das Machbare. Ethische Konflikte in der modernen Medizin und Biologie, Stuttgart (S. Hirzel) 1983, S. 83–100 (= Civitas Resultate Bd. 3).

tienten um des Heilens und Helfens willen würde in allen drei Defizienzformen ärztlichen Tuns nicht erreicht.

Wenn wir daher im allgemeinen schon wissen, was zur ärztlichen Tätigkeit in ihrer Vollform dazugehört, so ist mit diesem Wissen noch nicht sichergestellt, daß wir das, was wir wissen, auch tun. Es liegt eine Lücke zwischen Wissen und Tun, Wollen und Vollbringen, eine Motivationslücke vor. Das Richtige kennen, heißt nicht notwendig, es auch zu tun.

Jede Ethik, und daher auch die ärztliche, hat nicht nur die deskriptive und analytische Aufgabe, darzulegen, was das Gute *wäre*, was die allgemein anerkannten Regeln sein sollten, sondern Ethik will und muß auch die Motivation zum Tun des Guten erzeugen oder zumindest fördern. Ethik sucht im Gegensatz zu den Naturwissenschaften und zur Technik die Motivationslücke zu schließen. Der Naturwissenschaft und der Technik ist es äußerlich, was man mit dem Wissen, das sie erzeugt haben, tut, ob man z. B. das Wissen der Atomspaltung für den Bau einer Atombombe oder eines Reaktors zur Stromerzeugung im Himalaya benutzt. Die Technik und die Naturwissenschaft sind neutral gegenüber den Motiven und Zwecken der Wissensverwendung, während die Ethik zu den richtigen Zwecken führen und zum Handeln im Sinne dieser Zwecke motivieren soll und muß.

Deshalb hat auch die Öffentlichkeit ein legitimes Interesse daran, daß ärztliche Ethik nicht nur gelehrt wird, sondern von der Ärzteschaft aktiv angeeignet wird. Diese öffentliche Interesse an ärztlicher Ethik ist keine künstliche Moralisierung eines an sich doch technisch hinreichend geregelten Bereiches, und es ist auch nicht „moral aggression", Feindseligkeit durch Moralisierung, gegen die Ärzteschaft, mit der die Patienten ihr Ressentiment gegen die Ärzte kultivieren. Die Notwendigkeit ärztlicher Ethik folgt vielmehr aus der unaufhebbaren Asymmetrie zwischen dem Arzt und dem Patienten, dem Fachmann und dem Laien. Diese Asymmetrie kann weder durch das Geld und die Preissteuerung noch durch das Recht und die juristische Überprüfbarkeit ärztlichen Handelns aufgehoben werden. Das ärztliche Handeln am Patienten gründet nämlich unauflöslich auf einem Vertrauen des Patienten in den Arzt und auf der ethischen Zumutung an den Arzt, diesem Vertrauen zu genügen. Dieser Pflicht muß der Arzt genügen, auch dort, wo das Recht und die geldliche Nachfrage, das heißt die Furcht vor rechtlichen Sanktionen und der ökonomische Anreiz der Bezahlung und die Sorge um die Abwendung des Entzuges von Zahlungsbereitschaft durch Abwanderung zu anderen Anbietern nicht hinreichen.

Es existieren über das Problem der Kosten von Rechtsdurchsetzung hinaus Situationen, in denen die ökonomische Steuerung, die sich nach dem Eigeninteresse des Arztes und des Patienten und durch ihre vertragliche Einigung vollzieht, nicht ausreicht und die Ergänzung der ökonomischen Steuerung durch rechtliche Regelungen gar nicht möglich ist, weil im Falle eines Vertragsbruchs der Beweis der Vertragsverletzung nicht oder nur sehr schwer erbracht werden kann. Die beiden entscheidenden Fälle des Versagens rechtlicher und ökonomischer Sanktion und Kontrolle ärztlichen Handelns sollen hier genannt werden[2]:

1. Ungleiches Wissen

Wenn einer der Vertragspartner ein überlegenes Wissen über die Tauschsache aufweist, ist der andere gezwungen, ihm zu vertrauen und zu glauben, daß der Wissende sein Wissen „gewissenhaft" einsetzt und den Unwissenden nicht übervorteilt[3]. Der Arzt darf sein überlegenes Wissen nicht dazu mißbrauchen, dem Patienten zu einer Operation zu raten, von der er weiß, daß sie unnötig ist. Die Weitergabe und Anwendung von Wissen, auch von ärztlichem Wissen, ist ein ethisches Problem, weil von außen durch einen Beobachter oder ein Gericht nicht zweifelsfrei zu erkunden und zu beweisen ist, daß der Handelnde das Wissen bei seinem Handeln nicht besessen hat oder bewußt falsch und schädlich angewendet hat. Daß das Wissen dem Wissen gemäß angewendet wird, kann nur durch ein Selbstverhältnis des Wissenden zu sich selbst, nur durch Eigenverantwortung und Gewissenhaftigkeit, nicht aber durch ein Fremdverhältnis und äußere Kontrolle sichergestellt werden. Die Außenkontrolle der gewissenhaften Anwendung von Wissen vermag nur grobe Fahrlässigkeit in der Wissensverwendung zu erfassen und zu ahnden, nicht aber den effizienten Einsatz von Wissen im ärztlichen Alltag sicherzustellen. Die Weitergabe und gewissenhafte Anwendung eigenen Wissens ist immer ein ethisches Phänomen.

2. Monopol des Handelnden in der Verwendung der Ressource seines Wissens und guten Willens

Jeder Handelnde hat ein Monopol in bezug auf die Kenntnis seiner eigenen Leistungsfähigkeit und vor allem Leistungsbereitschaft, ein Monopol an seinem guten Willen. Kein Mensch kann einen anderen, auch den Arzt nicht, zwingen, sein Wissen optimal anzuwenden, guten Willen zu haben. Ob ein Handelnder, etwa der Arzt, die Ressource seines Handelns, seiner Fähigkeiten und seines Willens optimal und vertragsgemäß einsetzt, ist ökonomisch und rechtlich von außen nicht im letzten zu entscheiden. Dieses Monopol in der optimalen Verwendung der Fähigkeiten der eigenen Person wird besonders im Arzt-Patient-Verhältnis wirksam, weil es sich bei einem solchen Verhältnis um eine in Raum und Zeit individuierte singuläre, nicht wiederholbare Heilungs- und Geschäftsbeziehung handelt.

Der Arzt hat nun die Möglichkeit, aus seiner Quasi-Monopol-Position als der befragte Konsiliar, der nicht ohne Kosten und Schmerzen zu ersetzen ist, unethische Vorteile zu ziehen oder *nicht* zu nützen, z. B. überhöhte Preise oder unnötig aufwendige Behandlungen aufgrund seiner besonderen Stellung gegenüber dem Vertragspartner Patient durchzusetzen. Das Ausnutzen der relativen, kurzfristigen Monopolstellung des behandelnden Arztes ohne Berücksichtigung von Fairneß-Kriterien wird zwar das Vertrauen in die Ärzteschaft und somit die dauer-

---

2 Es ist sinnvoll, Kategorien der Wirtschaftsethik auf solche der ärztlichen Ethik zu übertragen. Vgl. auch P. Koslowski: Prinzipien der Ethischen Ökonomie. Grundlegung der Wirtschaftsethik und der auf die Ökonomie bezogenen Ethik, Tübingen (J. C. B. Mohr [Paul Siebeck]) 1988.

3 Vgl. R. C. O. Matthews: „Morality, Competition, and Efficiency", The Manchester School of Economics and Social Studies (1981), S. 294.

haften Beziehungen zwischen Arzt und Patient beeinträchtigen, aber der einzelne Arzt hat zunächst kein kurzfristiges technisches und ökonomisches Interesse, Vertrauen aufzubauen. Nur in langfristiger Perspektive gefährdet er seine eigene *und* seiner Kollegen Stellung. Ein Vertragspartner, der jeden kurzfristigen Vorteil aus seiner monopolartigen Stellung zieht, baut Vertrauen ab und stellt den langfristigen Vorteil des Vertrauens in seinen Berufsstand in Frage. Die Ethik des Arztes ist das Mittel, durch ethische Regeln und durch die Motivation zur Einhaltung ethischer Regeln das Ausnutzen des ungleichen Wissens des Arztes und seiner unvermeidlich monopolartigen Stellung zu vermeiden. Ärztliche Ethik ist das Mittel, sicherzustellen, daß das Vertrauen des Patienten in den Arzt auch gerechtfertigt ist, daß der Arzt sich den Regeln seines Standes verpflichtet fühlt und sie auch zu den Maximen seines eigenen Handelns macht.

Viel Kritik an der ärztlichen Tätigkeit entsteht heute aus dem Gefühl der Patienten, daß zu vieles und Überflüssiges an ihnen medizinisch gemacht wird. Deshalb muß sich der Arzt um so mehr um die Erfüllung der Maxime „Zuerst nützlich sein!" bemühen.

Der Arzt kann tätig werden, ohne wirklich zu helfen, wenn etwa die negativen Nebenwirkungen einer Diagnose- oder Therapiehandlung größer sind als die eigentlich intendierte Diagnose- oder Therapiewirkung. Dem intendierten Nutzen steht hier ein in Kauf genommener, vielleicht sogar größerer Schaden gegenüber. Nutzen und Kosten gilt es abzuwägen, um den eigentlichen Erfolg einer Handlung bestimmen zu können. Der „Erfolg" einer Therapie kann nur durch den Gesamtsaldo von tatsächlichen Erträgen und Kosten, nicht aber nur durch die gute Absicht und die intendierte Wirkung definiert werden. Hier gilt, daß Aufmerksamkeit auf die Gesamtfolgen des eigenen Handelns der Anfang jeder Moralität und daher auch der Anfang der Moralität ärztlichen Handelns ist. Aufmerksamkeit, nicht Zeit, ist, wie der Entscheidungstheoretiker Herbert Simon gezeigt hat, die eigentlich knappe Ressource.

II. Leistung und Grenzen von Entscheidungsregeln für ärztliches Handeln unter Unsicherheit

Der Maxime „primum utilis esse", zuerst nützlich zu sein, zu genügen, ist nun aus zwei Gründen schwierig. Der Arzt handelt im allgemeinen unter Unsicherheit oder zumindest unter Risiko. Handeln unter Unsicherheit heißt, daß keine Wahrscheinlichkeitsverteilung der möglichen Ergebnisse einer Handlung bekannt ist – so etwa beim Aktienkauf. Handeln unter Risiko heißt, daß diese Wahrscheinlichkeitsverteilung in etwa bekannt ist – so beim Roulettespiel[4]. Bei weitreichenden ärztlichen Eingriffen gilt meist, daß Risiko- und Unsicherheitsmomente gemischt sind.

In der ärztlichen Praxis ist es nicht möglich, umständliche Nutzen- und Wahrscheinlichkeitsberechnungen vorzunehmen. Es müssen vielmehr Normalthera-

---

4 Vgl. zur Differenz von Unsicherheit und Risiko F. Knight: Risk, Uncertainty and Profit, New York (Houghton Mifflin) 1921.

pien und Normalentscheidungstypen durch die medizinischen Fachdisziplinen festgelegt werden. Diese Normaltherapien sind auch die Voraussetzung für jede Qualitätssicherung.

Für die Festlegung von Normaltherapien und Handlungsgestalten ist es nötig, daß das betreffende medizinische Fachgebiet konstitutive Entscheidungen über Therapietypen fällt. Das Fachgebiet muß im Gespräch mit Politik und Krankenkassen die normalen nützlichen Therapiehandlungen und Handlungssituationen festlegen, die sogenannten „media ordinaria", die ordentlichen Mittel, die den nützlichen Usus und Stand der ärztlichen Kunst definieren. Diese konstitutiven Entscheidungen bilden quasi die Konstitution oder die Verfassung eines Fachgebietes, an der sich die Fachärzte orientieren und die sie in ihren operationalen Einzelfallentscheidungen verwirklichen müssen. Diese Normalentscheidungen durch Fallstudien formen eine Kasuistik aus, an der der einzelne Arzt sein Handeln und die Qualität seines Handelns messen kann. Sie definieren den Stand der ärztlichen Kunst.

Dem Patienten zu nützen, ist deshalb oft schwierig, weil Unsicherheit über die Zukunft besteht, Unsicherheit darüber, wie die Therapie anschlagen wird, der Patient sie aufnehmen wird usw. Der Arzt kann deshalb nicht *unter Sicherheit* den Nutzen maximieren, sondern er kann nur *unter Risiko* den *erwarteten* Nutzen so groß wie möglich zu machen suchen. Den erwarteten Nutzen oder Erwartungswert zu maximieren heißt nach der Entscheidungstheorie, unter gegebenen Handlungsoptionen jene Alternative auszuwählen, deren erwarteter Ertrag (Nutzen) multipliziert mit der Eintrittswahrscheinlichkeit des erhofften Ergebnisses am höchsten ist. Ein Beispiel: Wenn ein Onkologe zwei Optionen besitzt, Behandlung durch Chemotherapie und Bestrahlung oder Entfernung der Geschwulst durch eine Operation, so ist der Nutzen der Chemotherapie vielleicht 100, die Wahrscheinlichkeit, daß keine Rezidive auftreten, jedoch nur 40% oder 0,4. Die Operation hat einen Nutzen von 80, die Wahrscheinlichkeit, daß keine Rezidive auftreten, ist jedoch 90% oder 0,9. Der Erwartungswert der ersten Alternative ist nun $100 \times 0,4 = 40$, derjenige der zweiten Alternative jedoch $80 \times 0,9 = 72$. Nach der Regel des Erwartungswertes ist die zweite Alternative, die operative Behandlung, zu wählen. Man nennt diese Regel nach ihrem Erfinder, dem Engländer Thomas Bayes, auch Bayessche Entscheidungsregel.

Die Regel der Maximierung des erwarteten Nutzens in der Entscheidung fordert, daß der Handelnde diejenige Entscheidung ergreifen soll, die *nach ihren Konsequenzen* den höchsten Erwartungswert aufweist. Der Erwartungswert wird als die Summe der Produkte aus dem Nutzen und der Wahrscheinlichkeit des Auftretens der möglichen Konsequenzen bestimmt. Für konstitutionelle Entscheidungen eines Fachverbandes über Normaltherapien ist dieses komplizierte Verfahren nützlich, in der Alltagspraxis ist es nur nach seiner Modifikation zu einer robusten Faustregel verwendbar.

Allerdings läßt sich an der Regel der Erwartungswertbildung auch gut zeigen, wo die Grenzen der Entscheidungsentlastung des einzelnen durch Verfahren der Entscheidungsfindung liegen. Diese Verfahren können, so sehr wir dies auch wünschen, dem einzelnen die Entscheidung und die Nötigung zum existentiellen Engagement in der Entscheidung nicht vollständig abnehmen.

Die Wahl von Entscheidungsalternativen durch die Bayessche Entscheidungsregel oder eine andere dem Entscheidenden äußerliche Kalkulation von Nutzen und Wahrscheinlichkeiten muß insofern relativiert werden, als im allgemeinen die Wahrscheinlichkeitsverteilungen nicht bekannt sind und daher der Entscheidende diese Wahrscheinlichkeiten nach seiner subjektiven Bewertung abschätzen muß, so daß seine Subjektivität immer ganz wesentlich im Spiel bleibt. Die „probabilitas interna", die innere Wahrscheinlichkeit, das heißt die gewissenhafte innere Bewertung von erwarteten Handlungsresultaten und ihren Wahrscheinlichkeiten, und die „probabilitas externa", die äußere Wahrscheinlichkeit, das Verlassen auf die äußerliche Kalkulation von „objektiven" Wahrscheinlichkeiten, können und dürfen in der verantworteten Entscheidung nicht getrennt und allein realisiert werden. Der Arzt darf sich nicht nur auf die äußeren Daten der Wahrscheinlichkeitstabellen von Therapiealternativen, etwa von Überlebenszeiten nach Operationen, verlassen, sondern er muß diese Daten *und* das genaue Eingehen auf den Patienten, das Gestalterkennen in einem inneren Engagement für den Einzelfall vereinigen.

Wir neigen dazu, die Entscheidungslast auf andere abzuwälzen. Noch der Versuch, durch computerisierte Entscheidungsverfahren und Expertensysteme dem Arzt die Last der Entscheidung abzunehmen, ist als der Versuch zu erkennen, die „probabilitas interna", die engagierte ärztliche Entscheidung und Abwägung, durch die äußerliche Kalkulation von quantifizierten Parametern und Variablen, durch die „probabilitas externa" zu ersetzen. Alle Entscheidungsverfahren können jedoch nur Ergänzungen und Teilentlastungen der innerlich engagierten eigentlichen Entscheidung sein.

Die Bewertung des Nutzens von ärztlichen Handlungswirkungen und -nebenwirkungen und die Abschätzung der Wahrscheinlichkeit ihres Eintretens sind jedoch nicht voneinander unabhängig, sie sind allenfalls heuristisch trennbar. Ein an einem bestimmten Ergebnis interessierter Mensch wird etwas anderes für wahrscheinlich halten als ein an diesem Ergebnis nicht interessierter. Ein sittlicher Mensch hält etwas anderes für wahrscheinlich als ein unsittlicher[5], ein ethisch orientierter, gewissenhafter Arzt schätzt die Wahrscheinlichkeiten im allgemeinen anders und sorgfältiger ein als ein leichtfertiger Arzt und Operateur.

Die äußere Wahrscheinlichkeit kann die innere Auseinandersetzung um die Handlungswahl niemals ersetzen. Pascal hat auf die Bedeutung der Aufrichtigkeit in der Bestimmung der intendierten Haupt- und der nichtintendierten Nebenwirkungen hingewiesen. „Diriger l'intention" ist ein Mittel, das, was man eigentlich will, zu dem zu deklarieren, was man in Verfolgung eines vorgegebenen anderen Zweckes als ungewollte Nebenwirkung nur in Kauf nimmt[6]. Man kann auch Wahrscheinlichkeiten „dirigieren", indem man durch Wunschdenken die Wahrscheinlichkeitsannahmen so modifiziert, daß sie die Alternative nahelegen, die man ohnedies bevorzugt. Kritisch zu beurteilen ist dieses Umetikettieren der

---

5 So J. H. Newman: Entwurf einer Zustimmungslehre, Mainz (Matthias-Grünewald) 1961. Original: An Essay in Aid of a Grammar of Assent (1870).

6 B. Pascal: Lettres provinciales, lettre 7. Œuvres, hrsg. L. Brunschvicg/P. Boutroux, Paris 1908, Nachdruck 1965, Bd. 5, S. 85.

eigentlichen Absicht zur nur in Kauf genommenen Nebenwirkung vor allem dort, wo die Absicht auf eine in sich schlechte Handlung zielt.

Die Gefahr des „diriger l'intention" besteht nun auch für die Art und Weise, wie bei der Entscheidung nach der Maximierung des Erwartungswertes vorgegangen wird: Bei der Bestimmung des erwarteten Nutzens und der Eintrittswahrscheinlichkeit von Ereignissen werden die Interessen des Arztes und Analytikers der Entscheidung nicht ruhen. Seine Interessen werden seine Intentionen zu ihren Gunsten so „dirigieren", daß die (subjektiven) Eintrittswahrscheinlichkeiten erwünschter Ereignisse etwas höher liegen als diejenigen der unerwünschten Handlungswirkungen. So muß sich der Arzt in seiner Entscheidung hüten, den Erwartungswert der Therapie, die ihm mehr liegt, die er besser beherrscht oder die ein höheres Honorar einbringt, höher anzusetzen als denjenigen von jenen Therapien, die er nicht mag, nicht so gut beherrscht und die billiger sind. Dieses Dirigieren von Intentionen durch Interessen gilt es auch bei Gutachten, die auf Wahrscheinlichkeitsschätzungen beruhen, zu beachten.

Aus der Rolle, die Nutzenabwägungen und probabilistische Entscheidungstheorien, wie die Bayessche Regel, bei ärztlichen Handlungsalternativen spielen, folgt, daß eine gewisse Robustheit von Entscheidungsregeln unvermeidbar ist. Die Unvermeidlichkeit der inneren, ganzheitlichen Folgenabschätzung und die ethische Gesamtbewertung des Handelns können dem Entscheidenden nicht von äußeren Instanzen abgenommen werden. Diese Unvermeidlichkeit der Entscheidung liegt im „Paradox der Wahl" beschlossen[7]. Dieses Paradox besagt: Wir können nicht wissen, welche Wirkungen die aus der Wahl folgende Entscheidung im letzten haben wird. Weil die Entscheidung den Weltlauf ändern soll, können wir den bisherigen Lauf der Welt nicht fortschreiben oder extrapolieren. Wenn wir dagegen den künftigen Weltlauf einschließlich der Wirkungen unseres Handelns bereits vor dem Handeln genau kennen, bleibt er jenseits unserer Beeinflussung, und unsere Wahlentscheidung ist ohne Bedeutung. Wir haben dann keine wirkliche Wahl.

Die Grenzen von Entscheidungskalkülen, das Paradox der Wahl und die Notwendigkeit, daß das entscheidende Ich innerlich Stellung nimmt zu den Entscheidungen, die es fällen muß, zeigen, daß die intuitive Einschätzung einer Entscheidungssituation und die Entscheidung selbst auf einer inneren Wahrscheinlichkeit, einer „probabilitas interna", beruhen müssen, auf jener Art vorläufiger Gewißheit oder „certudo moralis"[8], die endlichen Wesen allein zugänglich ist.

Auch das ärztliche Handeln muß mit dem Problem der nur vorläufigen Gewißheit im Handeln fertig werden. Allgemein anerkannte Regeln können dem Arzt jedoch weder die gewissenhafte Abwägung und Entscheidung noch den moralischen Einsatz für den Patienten und für die Nützlichkeit seines Tuns abnehmen.

---

[7] Zum „Paradox of choice" vgl. G. L. S. Shackle: Imagination and the Nature of Choice, Edinburgh (Edingburgh University Press) 1979, S. 19.

[8] Vgl. H. G. van Leeuwen: „Certainty in Seventeenth-Century Thought", in: Dictionary of the History of Ideas, ed. by Ph. P. Wiener, New York (Scribner's) 1968, Bd. 1, S. 304–311, S. R. Letwin: „Certainty Since the Seventeenth Century", in: ebd. S. 312–325, und H. Thielicke: Theologische Ethik, Tübingen (J. C. B. Mohr) 1965, S. 88.

Diskussion zu „Primum utilis esse"

Leitung: J. Bierich
Bericht: Ch. Spaemann

Zunächst erging an *Dichgans* die Frage, was denn zu machen sei gegen jene von ihm geschilderte katastrophale Verformung des Krankenhauses zu einem Betrieb, in dem Absicherung und Zielsetzungen des medizinischen und pflegerischen Personals selbst vor der ganzheitlichen „Salus" des Patienten rangieren.

Dichgans antwortete, indem er auf die erheblich zu verbessernde Ausbildung der Ärzte und Krankenschwestern verwies. In den Vorlesungen solle der Stoff und die Patientenvorstellung als Exemplifizierung ethisch verantwortlichen ärztlichen und pflegerischen Handelns dargestellt werden. Außerdem sei in der Öffentlichkeit unbedingt etwas für das Ansehen der pflegerischen Berufe zu tun. In einer amerikanischen Studie wurde deutlich, daß hinsichtlich der Motivation, Krankenschwester zu werden, das Ansehen weit vor der Bezahlung rangiere.

Bierich und *Poliwoda* machten das Versagen des Staates hinsichtlich der Bewilligung dringend notwendiger neuer Stellen im Pflegebereich für die gegenwärtige Misere verantwortlich.

Adam setzte dem entgegen, daß der ständige Hinweis auf Stellensituation und Bezahlung an dem Vorurteil unseres Sozialstaates festhält, daß karitative Leistung zu hundert Prozent in Geld umgesetzt werden könne. Bei allem Vorteil, den der Sozialstaat für alle gebracht habe, müsse man sich klar machen, daß es im karitativen Bereich finanziell nicht bemeßbare Leistungen gibt.

Dichgans berichtete von seiner Erfahrung, daß ein sterbender Patient mit einem Schlag das Klima auf Station positiv verändern kann, da sich gerade von einer medizinisch nicht mehr beherrschbaren Situation her die Prioritäten in den Köpfen und Herzen der Mitarbeiter neu ordnen würden.

Immer wieder, insbesondere von *Bierich, Poliwoda* und *Dilling,* wurde auf die Möglichkeit hingewiesen, durch bewußt partnerschaftlichen Umgang zwischen Ärzten und Pflegepersonal das Arbeitsklima zu verbessern. *L. Koslowski* sprach sogar von der Familienatmosphäre, die für ein Krankenhaus notwendig sei, und beklagte die zunehmende Kälte in unseren Krankenhäusern. Die Vorbildfunktion des Arztes trete immer mehr aus dem Blickfeld, dafür würde die wissenschaftliche Karriere immer bedeutsamer. Die Registrierung von Überstunden sei der Anfang vom Ende des alten Arztbildes gewesen.

Toellner verwies darauf, daß der Beruf des Krankenwärters noch zu Ende des 18. Jahrhunderts von mehr oder weniger asozialen Personen ausgeübt wurde. Erst die Opferbereitschaft in verschiedenen Ordensgemeinschaften, die sich der Kranken im 19. Jahrhundert annahmen, habe das moderne Bild des Pflegeberufes hervorgebracht. Das diesen Beruf tragende Ideal aber sei in unserem Jahrhundert zunehmend als Fassade ausgenutzt worden, wobei man notwendige Anpassungen an die Bedürfnisse der Menschen in unserer heutigen Gesellschaft verpaßt habe. Anknüpfend an das bisher Gesagte nannte er in absteigender Reihenfolge Qualifikation und damit verbunden Hebung des Ansehens, Partnerschaft und schließlich Bezahlung als die Hauptwege aus der Krise der Pflegeberufe.

K. Wieland knüpfte an Toellner an mit dem Hinweis auf die, wenn auch nicht inhaltliche, so doch vom Erfolg her gerechtfertigte Akademisierung und damit Prestigesteigerung des Volksschullehrerberufes. Einen ähnlichen Effekt könne er sich auch für die Pflegeberufe vorstellen.

Dilling machte auf Ansätze in den Vereinigten Staaten aufmerksam, den Schwesternberuf in einzelne qualifizierte und besser bezahlte Fachbereiche zu teilen.

Ch. Spaemann stellte in Frage, ob unsere Gesellschaft mit ihren verkleinerten und verarmten Familienstrukturen überhaupt noch genug seelisch gesunde Menschen hervorbringen würde, die imstande sind, die Belastungen eines Pflegeberufs auf sich zu nehmen und dabei ein Arbeitsklima zu schaffen, in dem man sich wohl fühlt.

Vossenkuhl verwies auf das allgemeine soziale Phänomen der Erkaltung der zwischenmenschlichen Beziehungen. Die Ursache dafür sei u. a. zu suchen im zunehmenden Individualismus, der Wahrnehmung des anderen in seinen Funktionen sowie einem allgemeinen Identitätsverlust, in dem die Verhältnisse der Menschen zu ihrer Umgebung nicht geklärt sind. Gewerkschaften seien dafür nicht verantwortlich zu machen, wie in der Diskussion erwähnt wurde, da sie nicht Interessen produzierten, sondern ein Echo von Interessen sind.

P. Koslowski nennt Untersuchungen, nach denen die mit ihrer Verkürzung einhergehende Verdichtung und Intensivierung der Arbeitszeit die Arbeitenden unzufriedener macht. Da viele Menschen mit viel Freizeit ohnehin nicht viel anzufangen wüßten, sei eine längere Arbeitszeit mit geselligen Ruhepausen für das Arbeitsklima besser.

K. Wieland empfahl Managementseminare für Führungskräfte im Krankenhaus. Diese hätten sich in der Industrie bewährt, wo die Frage der Motivation der Mitarbeiter sehr diskutiert würde.

III. Salus aegroti suprema lex –
Das Wohl des Kranken ist oberstes Gebot

Salus aegroti suprema lex –
aus psychiatrischer Sicht

H. Dilling

„Salus aegroti suprema lex": diese Maxime findet sich in goldenen Lettern über dem Eingang des Verwaltungsgebäudes des Lübecker Klinikums. Ein scheinbar selbstverständlicher Grundsatz, den niemand in Frage stellen dürfte. Das Wohl des Kranken sei das höchste Gesetz! Denn das imperativische „esto" oder der Konjunktiv „sit" müßte wohl hinzugefügt werden (Hartmann 1981).

Doch dann müßten wir sofort weiterfragen: Was ist das Wohl des Kranken? Wer ist der Kranke? Welche weiteren Gesetze stehen unter diesem obersten Gesetz? Warum überhaupt Gesetz?

Und wir assoziieren weiter: „Salus publica suprema lex". Damit scheint sich bereits eine Polarisierung zwischen öffentlichem Wohl und dem Wohl des einzelnen Kranken anzudeuten!

Unser gemeinsames Nachdenken über das Thema möchte ich in zwei größere Abschnitte gliedern: Ich beginne mit der *Eingrenzung der Begriffe* und den möglichen Bedeutungen unserer Maxime. Im Hauptteil meines Referates möchte ich dann am Beispiel meines Faches, der Psychiatrie, die allgemeinen Überlegungen konkretisieren; mit einer Reihe von Fallvignetten werde ich einige der alltäglichen Schwierigkeiten beleuchten, die auftreten, wenn wir uns um das Wohl unserer Kranken bemühen. Schließlich werde ich einige ethische Problembereiche darstellen, wie Recht auf effektive Behandlung, Mißbrauch der Psychiatrie, Einsichtsrecht in die Krankenakte, sozialpsychiatrische Therapie, Behandlung suizidaler Menschen sowie Euthanasie. Diese Probleme versuche ich jeweils unter dem Gesichtspunkt Wohl des Patienten versus Gesellschaft der Gesunden zu betrachten.

Beginnen wir mit den allgemeinen Überlegungen! „*Salus,* salutis, f.: Wohl, Wohlergehen, Rettung, Heil". Dieser weite Bedeutungshorizont führt von der unmittelbaren Gesundung bis hin zur Reflexion des Lebenssinns! So verstanden ist das Wohl des gesunden wie des kranken Menschen zugleich sein Heil.

In der römischen Medizin waren individuelles und öffentliches Wohl eng miteinander verbunden. „Salus" war zwar göttlichen Ursprungs: seit dem Jahre 302 hatte die altrömische Göttin Salus auf dem Quirinal in Rom ihren Tempel: in hellenistischer Zeit jedoch wurde an ihrer Stelle Hygieia adoptiert; damit trat statt des göttlichen Heils vor allem die Pflege der Gesundheit im Sinne des öffentlichen Gesundheitswesens in den Vordergrund, eine besondere Domäne der Römer. – In der mittelalterlich-christlichen Tradition hingegen war das Heil des Kranken mit dem Heil seiner Seele identisch (von Engelhardt 1988). Das Kranksein wurde als Reinigung erlebt, die „Salus" lag in der „Salvatio", das Heil in der Rettung der Seele. Im mittelalterlichen Hospital galt die Krankenpflege als Gottesdienst; der Kranke wurde in diesem Kontext nach der Regel der Benediktiner an Christi Stelle „quasi dominus" als Herr behandelt, dem die anderen zu dienen hatten. Durch viele Jahrhunderte war das Wohl des Kranken damit zunächst ein spirituelles Ziel und erst dann auch die Wiederherstellung seiner Gesundheit.

Mit zunehmender Emanzipation der Medizin trat das Ziel der körperlichen *Gesundheit* in den Vordergrund, so daß man eher von „sanitas aegroti" sprechen müßte. Die Gesundheit wird zur essentiellen Forderung für jeden Menschen! Entsprechend lautet die Genfer Konvention von 1948 (Bernal y del Rio 1975): „The Health of my patients will be my primary preoccupation." – Die Weltgesundheitsorganisation hat den Slogan propagiert „Gesundheit für alle im Jahre 2000", d. h. Gesundheit im Sinne der WHO als ein Zustand von völligem körperlichen, seelischen und sozialen Wohlbefinden (Bloch und Chodoff 1981). Damit ist ein erstrebenswertes, aber freilich auch utopisches Ziel angegeben (Ehrhardt 1982)! – Auch auf Freud möchte ich hinweisen mit seiner Formel der seelischen Gesundheit als ein Leben mit Arbeits- und Genußfähigkeit. Der Begriff der Lebensqualität bestimmt damit auch die Gesundheit.

Es läßt sich also nicht eindeutig und epochenunabhängig feststellen, was „Salus" bedeutet, körperliche und seelische Gesundheit, äußeres und inneres Wohlbefinden oder eine transzendierende Dimension, die aus dem Bereich der Medizin hinausführt. Diese Überlegungen zeigen aber auch, daß als „Salus" nicht ein einziges Ziel, sondern eine breite Palette von Möglichkeiten angestrebt werden kann!

Wer ist „*aegrotus*"? Ein Krankgewordener oder ein schon seit seiner Geburt Behinderter? Ein leicht Erkrankter, bei dem Schlimmeres zu verhüten ist? Ein schwer oder zum Tode Kranker? Ein Junger oder Alter, Mann oder Frau? Ist einer krank zu nennen, wenn nach einem schweren Unfall nur ein Minimum zerebraler Funktionen erhalten ist? Wo liegt die Grenze des Krankseins, der Übergang zum Gesunden? – Wichtig ist auch die Persönlichkeit des Kranken: Man hat anschaulich unterschieden die Ängstlichen und die Krankheitstrotzenden, die Krankheitsuchenden und die Indolenten (Destunis 1955). Auch für die neurotischen Persönlichkeitsstrukturen schizoid, depressiv, zwanghaft und hysterisch lassen sich unterschiedliche Einstellungen und Haltungen gegenüber der Krankheit herausarbeiten (Rosemeier 1987), so daß „aegrotus" jeweils etwas anderes bedeutet.

Betrachten wir die Wortverbindung „salus aegroti", dann müssen wir die Prognose mit einbeziehen, das Vorherwissen um die Chance, die der Patient hat, Wohlbefinden oder Gesundheit zu erreichen. Damit kommt der Arzt und seine Rolle in unsere Überlegungen hinein, seine Rolle als passionierter Heiler, mit der Liebe zum Kranken, mit der Hinwendung zum Schwachen und Gebrechlichen, mit dem hohen ärztlichen Ethos, mit den von Hippokrates übernommenen eidlichen Verpflichtungen. Aber befallen uns da nicht leise Selbstzweifel? Wie steht es mit der auch von Hippokrates erwähnten Gottähnlichkeit oder Gottgleichheit des philosophierenden Arztes, „Iatros philosophos isotheos" (Hartmann 1981)? Er kann heilen und helfen wie der Gott. Hat er auch Macht wie die Götter, wenngleich er nur ihr schwächeres Abbild ist? Wenn er bei Kenntnis der Prognose dem einen Hoffnung macht und den anderen durch Worte auf den Tod vorbereitet, dann übt er mit seinem Wissen und seinem Können Macht aus. So bestimmen den Arzt bei seiner täglichen Arbeit aus Kenntnis der Krankheit und des

Kranken zahlreiche Erwägungen und Impulse, die „Salus aegroti" unterschied-lich zu bewerten und entsprechend zu handeln und zu behandeln, vielleicht sogar auch seine Macht zu mißbrauchen. Von Zwängen in der Weiterbildung, etwa Vervollständigung des Operationskataloges, bis zu ökonomischen Interessen: die auf das Wohl des Patienten gerichtete Arztrolle ist nicht ungefährdet!

Gegenüber der Idealforderung, daß dem Arzt das Wohl aller seiner Kranken in uneingeschränkter Hilfsbereitschaft (Parsons, 1961) gleich wichtig sein sollte, ist schon im Hippokratischen Eid die Einschränkung enthalten, daß dem ärztli-chen Lehrer und dessen Kindern eine besondere Beziehung zukommt (Valenti-notti 1988). Aus Persönlichkeit und Rolle von Arzt und Patient und aus der Krankheit erwächst die Arzt-Patient-Beziehung mit ihren besonderen Interak-tionen: Wie wirken ein autoritärer, direktiver oder ein kommunikativer, nichtdi-rektiver Interaktionsstil auf das Wohl des Kranken?

Eine besondere Bedeutung im Heilungsverlauf kommt der *Aufklärung* zu. Sie begründet oder festigt das Arbeitsbündnis, das im Idealfall Kranken und Arzt verbinden soll. Zum schweren inneren Konflikt für den Arzt wird oft die Frage der Aufklärung über die unheilbare Krankheit. Hier ist grundsätzliche Wahrhaf-tigkeit des Arztes (Thielicke 1955) gefordert, keinesfalls aber stets rückhaltslose Aufklärung, die prognostisch negative Fakten schaffen kann. Die Tür zur Hoff-nung darf nicht zugeschlagen werden (Kübler-Ross 1982). Aufklärung muß also in angemessener Form erfolgen, um als stützende Hilfe für den Kranken zu wir-ken.

Bei eigener Bereitschaft zur Aufklärung muß der Arzt die Bereitschaft des Kranken suchen, die ihm gemäße Wahrheit über Krankheit und Gesundheit zu hören und zu akzeptieren. Außer dieser − nicht immer selbstverständlichen − Bereitschaft des Arztes zum Gespräch mit dem Kranken gibt es keine Regel, wie man dem Kranken Schweres, ihm Unfaßbares sagt.

Zu seiner Rolle als mitfühlender Mensch und als kenntnisreich behandelnder Arzt kommt die des objektiv beobachtenden Wissenschaftlers. Wie lassen sich die „Salus aegroti" und die Forschung mit ihren Risiken vereinbaren, wenn bei-spielsweise an Patienten ein Medikament im Heilversuch erprobt wird, dessen Wirksamkeit noch ungenügend erforscht ist, das aber vielleicht in der Zukunft anderen Patienten helfen wird? Der Forscher richtet sich also nach dem Satz, daß das oberste Gesetz das Wohl aller Kranken sein soll.

Nach der Vielfalt des Gesagten verstehen wir bei aller faktischen Unmöglich-keit die Notwendigkeit einer Maxime besser. Es gibt unendlich viele Aspekte vom Heil, vom Kranken, vom Arzt als Gegenüber, so daß eine klare Weisung gefordert werden muß, die den Arzt an jedem Tag an seine Aufgabe erinnert. Nicht Beliebigkeit und Subjektivität, nicht Ausnahme von der Regel, sondern das Wohl des individuellen Kranken soll Grundsatz sein, sogar oberstes Gesetz vor allen anderen Regeln und Einschränkungen! Die Notwendigkeit dieser allge-meinverbindlichen Regel erhellt schon aus dem angedeuteten Gegensatz zur „Sa-lus publica", die das Primat des individuellen Heils, die „Salus aegroti", zunichte machen könnte.

Lassen Sie uns jetzt vom Allgemeinen zum Speziellen kommen. Ich möchte Ihnen die angekündigten Fallvignetten aus dem Bereich der Psychiatrie vorstellen. Nach dem bisher Gesagten möchte ich mit diesen Beispielen jeweils das Wohl des Patienten in seiner aktuellen Konflikthaftigkeit bedenken. Hier tritt uns das scheinbare *Auseinanderfallen von „Salus" und „Voluntas"* entgegen: der Patient kennt vielfach den Weg zu seinem Wohl nicht, und er will infolgedessen etwas anderes als das, was seinem Wohl dient, gemessen am Wissen und der Überzeugung des Arztes. In vielen Fällen fehlt dem Patienten Krankheitseinsicht und damit auch die Einwilligungsfähigkeit, bezogen auf die Behandlung; sein natürlicher Wille ist eingeschränkt.

Aber zunächst die Beispiele:

1. Die 35jährige Patientin wird von ihrem Ehemann, einem Ingenieur, in die Klinik gebracht, weil ein Zusammenleben zu Hause im Laufe der letzten Wochen unmöglich geworden ist. Sie hat die Nacht zum Tage gemacht. Sie hat zahlreiche Geschäfte, z. B. Schmuckkäufe, getätigt über Summen, die ihr nicht zur Verfügung stehen; sie hat Bekanntschaften geschlossen mit Menschen, an denen sie früher nie Interesse gehabt hätte; mehrfach hatte sie sich verliebt und Intimbeziehungen aufgenommen; um ihre Familie hat sie sich in letzter Zeit nicht mehr gekümmert. Über ihr Verhalten ließ sie nicht mit sich reden. Wie bei vielen manischen Patienten fehlen also auch dieser Frau Krankheitsgefühl und Krankheitseinsicht. Sie genoß die Befreiung von konventionellen Fesseln und erlebte die Welt wie verwandelt, selbst expansiv alles ergreifend und oft auch wieder fortwerfend, was ihr in den Weg kam.

Unter der Maxime „Salus aegroti" fordern wir von einem solchen Menschen, auf die Hochstimmung zu verzichten, wieder vernünftig zu werden, wieder zurückgeführt zu werden auf das allgemeine Maß. Nichts als die sehnsuchtsvolle Erinnerung an diesen oft glücklich erlebten Zustand bleibt. Bleiben werden natürlich auch die Folgen: die geschäftlichen Verpflichtungen und die gestörten Vertrauensbeziehungen. Die manische Patientin bietet also ein Beispiel für eine Krankheit, aus der man, vielleicht sogar zwangsweise, herausgeführt werden muß; es folgt dann die oft ernüchternde Rückkehr in den genormten Alltag! Diese mittlere Norm des Kranken, sein Leben in ausgeglichener Stimmung müssen wir demnach als sein Wohl ansehen! Ein nicht auflösbares Paradoxon!

2. Ein 28jähriger, aus Dänemark stammender Jurastudent fühlt sich vom FBI eingekreist; er ist davon überzeugt, daß seine Mutter mit einem der Agenten ein Verhältnis hat und ihn verrät. Er hört Stimmen, die sein Tun kommentieren und ihn bedrohen. Zeitweilig hört er auch verschiedene Personen miteinander sich über ihn unterhalten. Mehrfach wurde er seiner Mutter gegenüber verbal aggressiv; nachdem er sie dann sogar zweimal geschlagen hatte, wurde er vom Arzt des Gesundheitsamtes aufgrund des Psychisch-Kranken-Gesetzes in die Klinik gebracht. Auch hier wittert er Feinde und Verrat. Anfänglich ist die Behandlung nur mit unter Zwang gegebenen Injektionen möglich.

Aus seiner Sicht führt der Patient einen gerechten, wenn auch vielleicht hoffnungslosen Kampf gegen einen Geheimdienst; Medizin und Psychiatrie haben hier nichts zu suchen. In seinen Augen tun wir ihm Unrecht, wenn wir ihn in der Klinik einschließen oder behandeln. Auch diesem Patienten fehlt also Krankheitsgefühl und Krankheitseinsicht. Wohl aber leidet er, ohne daß er den Grund für sein Leiden zu erkennen vermag. Er muß für sein Wohl und auch für das Wohl seiner Umwelt gegen seinen Willen behandelt werden, eine schwere Kränkung für den Patienten!

3. Eine 78jährige, im Ruhestand lebende Lehrerin wird nach einem Selbstmordversuch mit Schlaftabletten von ihrer Familie in die Klinik gebracht. Nach der Übernahme von der Intensivstation schildert sie den behandelnden Ärzten ihre Depression. Sie klagt über Gedächtnisstörungen, Unfähigkeit, die Hausarbeit zu schaffen, Unfähigkeit zu lesen, zu hören, zu sprechen, sich selbst zu versorgen. Schließlich habe sie aus Verzweiflung und in der Überzeugung, daß sich nichts mehr bessern werde, die Tabletten genommen. Sie will nicht in der Klinik bleiben, sondern drängt wieder nach Hause, denn kein Mensch könne sie retten; eine Behandlung sei nicht möglich. Der Ehemann, gleichfalls pensionierter Lehrer, war mit ihrer Versorgung überfordert und redet ihr zu, in der Klinik zu bleiben. – Bei möglicherweise beginnender Altersdemenz steht bei dieser Patientin eine agitierte Depression mit wahnhaften Insuffizienzgefühlen im Vordergrund, eine affektive Psychose, die medikamentös behandelt werden muß.

Hier besteht die Antinomie darin, daß die Patientin ihre Behandlung nicht akzeptieren kann, da sie sich für unheilbar krank hält, und daß sie zu ihrem Wohle gezwungen werden muß, diese Behandlung zu akzeptieren. Im Unterschied zu den erstgenannten Fällen erlebt sie sich zwar als krank, aber als unheilbar und insofern jede Behandlungsbemühung als sinnlos.

4. Die 35jährige HNO-Ärztin wird auf Betreiben des Ehemannes, der ebenfalls Arzt ist, mit der Drohung in die Klinik gebracht, daß sie anderenfalls entmündigt werde. Seit vielen Jahren besteht Alkohol- und Tranquilizermißbrauch, gegenwärtig überwiegend Abhängigkeit vom Alkohol. Zunächst vermag sie ihrer Umgebung plausibel zu schildern, daß sie vom Mann stets ausgenutzt wurde. Vom Verdienst in ihrer eigenen Praxis habe sie lange Zeit die Familie erhalten können. Jetzt hielten Mann und Schwiegermutter sie von ihren beiden Kindern fern. Die Entscheidung des Gerichts, das das Sorgerecht auf den Mann übertragen hat, könne sie keineswegs akzeptieren. – Bei besserem Kennenlernen könen wir zum einen ermessen, wie diese Frau ihre Familie aggressiv unter Druck gesetzt haben muß, zum anderen bestätigt sich ihre starke Abhängigkeit vom Alkohol. Bereits wenige Tage nach der Entlassung aus stationärer Behandlung beginnt sie wieder mit reichlichem Weinkonsum, und in kurzer Zeit verwahrlost sie wieder.

Hier tritt als Krankheitsfaktor der innere Zwang der Abhängigkeit auf, der über weite Strecken die Therapie erschwert, wenn nicht unmöglich macht. Bei den stationär aufgenommenen Abhängigen findet sich entweder starke Abwehr im Sinne von Verleugnung oder Dissimulation der inneren Befindlichkeit, in vielen Fällen aber auch scheinbare Unterwürfigkeit und vordergründiges Zugeben der Krankheit. Nur wenn die psychische Abwehr verringert werden kann und sich eine therapeutische Beziehung bildet, besteht Chance auf Besserung oder Heilung. Hier stellt sich die Frage, ob Zwang auf abhängige Personen ausgeübt werden kann oder darf, um sie in die Behandlung zu bringen (Pöhm 1987). Diese Frage stellt sich besonders kraß bei Abhängigkeit von harten Drogen. Soll hier äußerer Zwang gegen inneren Zwang gesetzt werden, um das Wohl des Kranken zu fördern? Oder soll man bei uneinsichtigen, nicht therapiemotivierten Abhängigen resignieren und der Krankheit ihren Lauf lassen?

5. Wir sind im Rahmen eines Strafverfahrens beauftragt worden, ein forensisches Gutachten über einen 32jährigen, gelernten Kfz-Schlosser zu erstellen, der unter Alkoholeinfluß immer wieder Menschen bedroht und tätlich angegriffen hat, seit er vor acht Jahren einen schweren Verkehrsunfall erlitten hat. Wegen Erregungszuständen ist er mehrfach in psychiatrischen Krankenhäusern gewesen. – Jetzt ist er wegen schwerer Körperverletzung in drei Fällen angeklagt, davon in zwei Fällen bei Männern im dissozialen Milieu, und in einem Fall auch an einer Frau, die er fesselte und vergewaltigte. – Wir diagnostizieren eine schwere dissoziale Persönlichkeitsstörung, einen Folgezustand nach traumatischer Hirnschädigung und chronischem Alkoholismus. Der Gutachter kommt zu der Auffassung, daß in zwei Fällen verminderte Schuldfähigkeit vorliegt, in einem Fall sogar Schuldunfähigkeit. Da aber mit erneuten Straftaten zu rechnen ist, wird auf die Frage des Gerichts hin empfohlen, den Angeklagten in einer entsprechenden Langzeitinstitution unterzubringen. Der von uns Begutachtete ist also zum einen ein Kranker, der unsere Hilfe nötig hat; es besteht aber auch ein Interessenkonflikt zwischen Gesellschaft und Krankem, der Angehörige dieser Gesellschaft immer wieder bedroht. Die Entscheidung der Gesellschaft, repräsentiert durch den Richter, beraten durch den Psychiater, lautet: Unterbringung in der forensischen Abteilung eines psychiatrischen Krankenhauses, so daß die Mitglieder der Gesellschaft zukünftig vor ihm sicher sind. – Daß auch eine Suchttherapie durchgeführt wird und daß die Unterbringung eines Tages vielleicht wieder aufgehoben wird, ist zunächst nicht belangvoll. In bestimmten Fällen rangiert also der Schutz der Allgemeinheit vor der Behandlung des Individiuums.

6. Eine uns bereits durch frühere stationäre Aufenthalte bekannte, 23jährige arbeitslose kaufmännische Angestellte mit einer schizoaffektiven Psychose kommt zu uns mit dem Wunsch, wir möchten die Indikation zu einer Schwangerschaftsunterbrechung stellen. Die Patientin wurde geschwängert während einer kürzlich abgelaufenen maniformen Phase, in der sie wahllos Intimkontakte suchte und akzeptierte. Der Vater des zukünftigen Kindes ist nicht mehr zu ermitteln. Nach langer Leugnung der Realität dieses Zustandes kommt sie schließlich in der 26. Schwangerschaftswoche in die Poliklinik und möchte eine Interruptio.

Wessen Wohl betrachten wir in dieser Situation? Das Wohl der Mutter oder das des Kindes? Kann sich die Patientin in ihrer jetzigen Situation entscheiden? Ist voraussehbar, daß das Kind unglücklich wird, wenn es ausgetragen wird? Trotz der für die Zukunft der Patientin sicherlich ungünstigen Schwangerschaft können wir keine psychiatrische Indikation mehr stellen in einem Stadium der Schwangerschaft, in dem das Kind in Frühgeborenenintensivpflege unter Umständen bereits lebensfähig wäre. Haben wir hier nun im wohlverstandenen Interesse der Patientin entschieden, da ja die Möglichkeit besteht, daß es zu einer Exazerbation einer Psychose im Wochenbett kommt? Wird die Patientin das Kind eines Tages akzeptieren oder es weiterhin ablehnen und zur Adoption freigeben?

Der grundsätzliche Konflikt liegt für uns darin, daß wir einerseits glauben, der Patientin vielleicht zukünftige Schuldgefühle wegen der Abtreibung abzunehmen, ihr aber andererseits eine ungewollte, aus der Krankheit zufällig entstandene Schwangerschaft zumuten, die sie psychisch sehr belastet. – Offen ist die Frage der psychischen Belastung des Kindes in der schwierigen Familiensituation, offen auch eine mögliche erbliche Belastung. Wägt man ab, so hätten wir vor der 22. Woche eine Indikation zur Interruptio gestellt. So aber entscheiden wir bei relativer medizinischer Indikation nicht in erster Linie mit Rücksicht auf das individuelle Wohl der Patientin, sondern wir halten uns an die Regel, daß ein Embryo nach der 22. Woche nicht mehr abgetrieben werden sollte, auch wenn eine relative mütterliche Indiaktion hierzu vorliegt (Dilling und Kienle 1978).

Die vorgestellten Fallvignetten beleuchten die Schwierigkeiten, in denen sich der behandelnde Arzt psychisch Kranker, besonders häufig aber der Psychiater befindet, wenn unsere Kranken nicht behandlungsbereit sind. Häufig müssen wir das wohlverstandene Interesse der Patienten im Sinne ihrer „Salus" festlegen, die Behandlung für sie so durchführen, daß sie nach ihrer Besserung oder Heilung unsere Behandlung letztlich dann doch akzeptieren können. Das muß bei der Ambivalenz und doppelten Buchführung vieler Kranker nicht direkter Zwang sein, wohl aber oft Überredung und suggestiver Einfluß.

Die Problematik der Erfüllung der „Salus aegroti" habe ich für die Psychiatrie aus dem Arbeitsalltag belegt. Ich möchte im folgenden einige der bereits angedeuteten Probleme noch klarer herausheben; dabei stellen die vorgelegten Bereiche nur eine Auswahl dar. Es geht um das Recht auf effektive Behandlung, um den Mißbrauch der Psychiatrie, um das Einsichtsrecht in die Krankenakte, um sozialpsychiatrische Reformen, um den Suizid und um die Euthanasie.

1. Zum Recht auf effektive Behandlung

Mitte der achtziger Jahre fand in den USA ein vielbeachteter Prozeß statt: Osheroff gegen Chestnut Lodge (Klerman 1990). Der Arzt Osheroff war wegen Depressionen längere Zeit ausschließlich psychotherapeutisch in der Chestnut Lodge Klinik behandelt worden. Später wurde er durch andere Therapeuten psychopharmakologisch behandelt, worauf es zu einer raschen und anhaltenden Besserung kam. Im Rechtsstreit wurde festgestellt, daß jeder Patient eine effektive und wissenschaftlich begründete Behandlung fordern kann. – Die daraus folgende notwendige wissenschaftliche Kontrolle der Effektivität von Behandlungen ist zwar einerseits zu begrüßen, bedenklich aber ist der damit auch verbundene verstärkte Kampf verschiedener Schulen gegeneinander, wenn über Gerichtsurteile nach Anhörung von Gutachtern Behandlungen als unterschiedlich effektiv eingestuft werden (Stone 1990). Die Einschätzung einer Behandlung als effektiv ist im Bereich der somatischen Medizin viel eher zu erreichen als in der Psychiatrie. Dennoch gibt es eindeutige Indikationen, wie etwa im obigen Fall Psychopharmaka bei endogener Depression statt Psychotherapie oder, bei bestimmten neurotischen Angststörungen, der Einsatz von Verhaltenstherapie statt längerer Behandlung mit Tranquilizern, die Abhängigkeit verursachen können.

Hierzu könnte als Beispiel auch die Elektrokrampftherapie zählen: Bei der Behandlung von schwer depressiven Menschen stehen wir nicht selten vor der Frage, ob wir nach erfolgloser Behandlung mit Thymoleptika bzw. Antidepressiva den Patienten weiter unter seiner belastenden Depression mit dem Risiko eines plötzlichen Suizids leiden lassen, oder ob wir uns zu einer Elektrokrampfbehandlung entschließen, natürlich mit Zustimmung des Kranken bzw. seiner Familie. Besonders in Deutschland fürchtet der Arzt bei dieser Behandlungsmethode eine kritische Öffentlichkeit. Ein Zwischenfall bei dieser als weitgehend sicher einzustufenden Behandlung wäre wegen des zu erwartenden Aufsehens in der Öffentlichkeit so unangenehm, daß viele Psychiater in Deutschland, im Gegensatz zu England und Skandinavien, auch dieses geringe Behandlungsrisiko scheuen. Wenn wir jedoch dem Patienten das Recht auf effektive Behandlung zubilligen, sollte der Arzt die Chance wahrnehmen und versuchen, therapieresistente Depressionen auf diese Weise innerhalb weniger Tage zu bessern.

2. Mißbrauch der Psychiatrie

Nur kurz streifen möchte ich das Thema des Mißbrauchs der Psychiatrie. Nicht psychisch Kranke oder auch Gesunde sind immer wieder in psychiatrische Institutionen aufgenommen worden, sei es in totalitären Staaten zur Reglementierung abweichenden Verhaltens, sei es in Einzelfällen, etwa bei hinfälligen alten Menschen auf Veranlassung von Angehörigen, sei es in Fällen, in denen bei Prominenten der Gefängnisaufenthalt als das schlimmere Übel betrachtet worden wäre, so etwa bei Ezra Pound. Die Psychiatrie steht also in Gefahr, eine zwielichtige Rolle zu spielen bei der Internierung von Mißliebigen, bei der Adaptation von Menschen an gesellschaftliche Zwänge oder auch bei einer Art von Schutzfunktion für Gefährdete, die ihr eigentlich nicht zukommt. Zunächst ist zu fragen, ob die Betreffenden psychisch krank sind. Hierbei kommt die Frage der gesellschaftlichen Norm in die Diskussion. Verneint man die Frage der Krankheit und stellt keine Diagnose, so erübrigt sich die nach dem Wohl des Kranken. – Aber auch bei den psychisch Kranken muß an institutionellen Mißbrauch gedacht werden, wenn beispielsweise wie bei vielen Wahnkranken durch stationäre Behandlung keine Besserung mehr zu erreichen ist, der Kranke seine Umgebung nicht bedroht. Dann sollte er aus dem Krankenhaus entlassen werden.

3. Zur Sozialpsychiatrie

Eine der wichtigsten jüngeren Entwicklungen im Bereich der Psychiatrie fand mit den sozialpsychiatrischen Reformen statt. Grundgedanke ist eine andere Sicht des Wohls des Kranken. Fand früher, zu Zeiten der patriarchalischen Psychiatrie oder, mehr negativ, der kustodialen Psychiatrie die Behandlung des Patienten im ausgegrenzten, aber auch zugleich beschützenden Raum der Anstalt statt, so wandelte sich in den letzten Jahrzehnten die Anschauung grundsätzlich. Statt dauerhospitalisierter, entmündigter, wie Kinder oder womöglich

Gefangene behandelter Patienten versucht man auch die psychisch Kranken in ihre Verantwortung zu stellen, ihre Autonomie und sozialen Bezüge in der Gemeinde zu stärken und auf diese Weise das teilweise künstlich als Hospitalisierungsartefakt erzeugte Bild vom psychisch Kranken zu revidieren. Das so entstandene neue Wohl des Kranken bedingt aber auch, daß sich seine Rolle verändert und er sich vermehrt Anforderungen ausgesetzt sieht. Darüber hinaus sind auch die Familien stärker als früher in Anspruch genommen, dem Patienten zu helfen, denn er hat nach wie vor zahlreiche Hilfen nötig. In der täglichen Betreuung heißt das, jede Entscheidung zu überdenken: Kann der Patient für sich selbst handeln? Überblickt er seine wichtigen Entscheidungen? Beherrscht er auch nur die Griffe und Handreichungen des Alltags? Häufig ist es für das Pflegepersonal einfacher, dem Patienten das Bett zu machen, als ihn zu veranlassen, dies selbst zu übernehmen. Auch scheinbar unbedeutende Einzelheiten der täglichen Pflege und des Alltagsgeschehens stehen unter dem Leitsatz des Wohls des Kranken. Mit dem Appell an die Eigenverantwortung der Patienten, mit der Behandlung in kleineren Einrichtungen in der Gemeinde wird das Wohl des Kranken ganz in den Vordergrund gestellt. Nicht der Forderung nach Ausgrenzung der Kranken und damit dem Sicherheitsbedürfnis der Gesellschaft wird nachgegeben, sondern das individuelle Wohl der Kranken wird respektiert.

Es gilt aber auch hier täglich abzuwägen, ob nicht die Last der Freiheit für den Kranken zur schwereren Bürde wird als die relative Unfreiheit einer beschützenden Umgebung. Und es gilt, die eigene Motivation zu prüfen, ob wir nicht dem Kranken die Freiheit lassen, um unser Handeln vor uns selbst ethisch besser rechtfertigen zu können, um uns besser zu fühlen.

An dieser Stelle muß die Belastung der Familie ausdrücklich erwähnt werden. In Überlegungen und Planungen zur Behandlung wird die Familie häufig mit einbezogen. Hier muß auch die Frage nach der Belastung und nach dem Wohl der Angehörigen eine Rolle spielen, und der Arzt muß abwägen, ob das Wohl des Patienten ein unermeßliches Opfer der Familie rechtfertigt, wie es gefordert werden kann, wenn für den Patienten Gemeindenähe durchgesetzt werden soll.

4. Einsichtsrecht

Die Bedeutung der ärztlichen Aufklärung habe ich bereits erwähnt. Dabei war ich von der vertrauensvollen Beziehung des Laien zum Fachmann ausgegangen. Da sich aber die Arzt-Patient-Beziehung verändert hat, fordert der Patient mehr Informationen als früher, um sich selbst aufgrund der Krankheitsbefunde ein Urteil bilden zu können. Das Einsichtsrecht des Patienten in seine Krankenakte ist durch höchstrichterliche Urteile abgesichert und bezieht sich auf alle objektiven medizinischen Befunde. Problematisiert ist allerdings der Bereich der Psychiatrie und Psychotherapie; hier hat der Richter bisher Grenzen gesetzt. Wenn das Wohl des Kranken besonders gefährdet ist, wenn Dritte betroffen sind oder wenn sich persönliche Aufzeichnungen des Arztes in der Krankengeschichte befinden, ist das Einsichtsrecht begrenzt (Tölle 1983). Mit diesen Ermessensentscheidungen ist dem Psychiater ein hohes Maß an Verantwortung auferlegt. Daraus folgt, daß die Einsicht und Aufklärung über den Inhalt der Akte möglichst im Dialog mit dem Patienten erfolgen sollten und nur im Einzelfall größere Teile der Krankenakte zurückgehalten werden können. Auch hier muß abgewogen werden zwischen Recht auf Information und Wohl des Kranken, aber auch den Interessen seiner Bezugspersonen.

5. Zum Suizid

Im dritten Fallbeispiel habe ich eine depressiv verstimmte Patientin dargestellt, die einen Selbstmordversuch unternimmt. Bei weiterer Suizidalität läge die Entscheidung nahe, sie in einer geschlossenen Station zu behandeln. Die Entscheidung ist in diesem Fall nicht schwierig, da die Kranke wegen ihres Wahns nicht einsichtsfähig und bezüglich der Behandlung nicht einwilligungsfähig ist. – Viel weniger eindeutig ist die Situation, wenn ein Mensch unter der Last eines schweren Schicksals zusammenbricht und nicht mehr weiterleben will. Bei manchen Patienten ist der Arzt von der Gewalt ihres Unglücks selbst so betroffen, daß er kaum Trost und Hilfe geben kann und auf die Frage nach dem Wohl des Kranken keine Antwort weiß. Hier kann nur besonderes Verständnis helfen, das seelische Erleben als Prüfung, als Heimsuchung und als Möglichkeit zur Reifung zu betrachten. Folgt der Arzt seinem Grundsatz, Leben zu fördern, so muß er den Kranken auch gegen seinen Willen behandeln (Lungershausen 1988). Hier bleibt „Salus" nur dann oberster Grundsatz, wenn man die Interpretation im weiteren Sinne als Heil akzeptiert.

Dennoch muß auch die Frage gestellt werden, wie weit das Suizidtabu unabänderlich ist, ob hier nicht religiös kulturelle Vorstellungen nachwirken, die keine Freiheit zum Tode zulassen. Amérys „Diskurs über den Freitod" stellt uns die hypothetische Verfügbarkeit des Menschen über sich selbst vor Augen (Améry 1976). Hier handelt es sich allerdings um einen Bereich eher außerhalb der Psychiatrie, mit dem wir als Psychiater selten konfrontiert sind, denn unsere Patienten sind in der Regel psychisch krank, so daß wir zur Hilfe aufgerufen sind. Der kühl geplante und durchgeführte Bilanzsuizid ohne seelisches Kranksein stellt somit eine seltene Ausnahme dar und bezieht sich in dieser Definition nur auf psychisch Gesunde, wenngleich körperlich vielleicht schwer Kranke. Hier, etwa im Endstadium einer unter Qualen zum Tode führenden Krankheit oder unter dem Eindruck eines unabänderlichen, schicksalhaften kränkenden Erlebens fragt es sich, ob das Tabu nicht aufzuheben ist und der Arzt sich zum Wohle des Betroffenen zurückzuziehen hat, wenn dieser selbst das weitere Leben verneint.

6. Zur Euthanasie

Lassen Sie mich im Anschluß an die Überlegungen zum Suizid die sogenannte Euthanasie erwähnen. Dieser Begriff ist für immer mit den Morden an Patienten im Dritten Reich verbunden, obwohl Euthanasie das gute Sterben verheißt, eine Hilfe beim Sterben des einzelnen. So verstanden ist der „eigene Tod" (Rilke 1903) ein Teil des Wohls des Kranken, für das wir als Ärzte ebenfalls Verantwortung tragen.

Die Euthanasie im Dritten Reich dagegen ist als negatives Beispiel dafür anzusehen, was sich ereignen kann, wenn die Rücksicht auf den einzelnen Kranken verlorengeht. Der Volksgenosse erfuhr damals: „Deine Gesundheit gehört nicht dir" (Degkwitz 1985). Man argumentierte, daß unnütze Glieder im Volksganzen nicht weiter zu dulden seien, und man lebte in der Vorstellung, daß mit der Beseitigung von Krankhaftem, besonders auch der chronisch psychisch Kranken im Sinne eines mißverstandenen Darwinismus der Weg für eine gesunde Gesellschaft frei sei. Dieser Radikalität im Handeln entsprach eine weit verbreitete geistige Haltung, mindestens seit der Jahrhundertwende. Schlagworte wie „Mitleid ist Schwäche", von Nietzsche propagiert, von der Umwertung aller Werte, von einer neuen Moral besaßen beträchtliche Attraktivität (Schmidt 1985). So legitimierte man Aktionen, bei denen der triebhaft-kriminelle Anteil möglicherweise viel größer war als gemeinhin angenommen. Man beraubte den einzelnen Patienten seiner Krankenrolle, die ihm auch Hilfe garantiert hatte, und verwandelte ihn in eine Unperson, der gegenüber Humanität als unangebrachte Schwäche betrachtet wurde.

Nach diesen Erfahrungen erscheint die heutige Diskussion um Euthanasie aus psychiatrischer Sicht eindeutig ausgehen zu müssen: Aktive Euthanasie in keinem Fall und unter keinen Bedingungen, insbesondere keine Kommissionen, keine offiziellen Stellen, die über so etwas zu befinden hätten. Ich möchte an die Aussage von Jaspers erinnern, der sagt, daß der Arzt in seiner hippokratischen Tradition nicht das Recht hat, Leben zu nehmen. Er verweist – als einzigen Ausweg – auf die persönliche individuelle menschliche Entscheidung mit vollem Risiko der Strafbarkeit, wenn der Arzt in Solidarität mit seinem Patienten überzeugt ist, diesem die Zeit seines Todeskampfes verkürzen zu müssen (Schmidt 1965).

Ein anderes als Euthanasie im eben gemeinten Sinne ist die passive Euthanasie als Erleichterung des Sterbens, als Bewahrung vor aufwendigen, nicht mehr sinnvollen medizinischen Untersuchungen und Behandlungen, die mit Sicherheit keine Besserung mehr bringen werden (Grooß und Tauber 1985). So berichtet Helmchen (1986) über einen dialysepflichtigen chronischen Alkoholiker, der sich gegen seine zwei- oder dreimal in der Woche erfolgende Dialyse immer wieder stemmte und vom behandelnden Psychiater die Krankenhausentlassung forderte. Kann man diesen Menschen zum Weiterleben zwingen?

Durch die dargestellten Beispiele und Problembereiche dürfte deutlich geworden sein, daß das Wohl des Kranken als ärztliche Maxime zunächst nicht unangefochten ist und daß zahlreiche Einflüsse und Wertsetzungen mit unserer Maxime kollidieren können. Ich möchte abschließend einige der *Gefahren* aufzählen, die aus der bisherigen Darstellung resultieren:

- Die stets präsente Gefahr, daß der Arzt in der Überzeugung, das Wohl des Patienten zu kennen, das Gespräch mit dem Kranken nicht findet und das Überschreiten der Grenze zwischen Freiwilligkeit und Zwang nicht genügend reflektiert,
- die Gefahr, daß gesellschaftliche oder berufliche Normen das Handeln so bestimmen, daß die individuelle Entscheidung zum Wohl des Kranken unterbleibt,

- die Gefahr, daß die exzessive Wahrnehmung von Patientenrechten die Arzt-Patienten-Beziehung in Frage stellt und daß die starke Verrechtlichung einen ständigen Legitimierungszwang ärztlichen Handelns (Viefhues 1988) nach sich zieht,
- die Gefahr, daß die Psychiatrie mißbraucht wird, um nichtpsychiatrische Probleme zu lösen, etwa um unbequeme Personen auf diese Weise in die Krankenrolle zu drängen und damit zu diskriminieren,
- die Gefahr schließlich, daß die öffentliche Wohlfahrt oder staatliche Interessen das individuelle Wohl beiseite schieben und erdrücken.

Diese Gefahren sind im Bereich der Psychiatrie besonders deutlich zu erkennen, sie sind aber auch fast alle in den übrigen Bereichen der Medizin präsent und sollten entsprechend wahrgenommen werden.

Von der selbstverständlichen und unreflektierten Hilfe dem Kranken gegenüber, wie es uns die Maxime vorschreibt, haben wir einen weiten Bogen gespannt, bis hin zu vielen problematischen Fällen, in denen Grenzsituationen gegeben sind, welche die Feststellung des Wohls des Patienten erschweren oder unmöglich machen. Die zunächst scheinbar eingängige und selbstverständliche Maxime wird bei längerem Nachdenken schließlich zu einer Aussage mit zahlreichen Facetten, ohne aber darum an Bedeutung zu verlieren. Wenn wir davon Abstand nehmen können, Maximen als überhöhte Leitwerte zu betrachten (Hartmann 1981), die unreflektiert Handlungsanweisungen darbieten, wenn wir zugestehen, daß der Arzt das Wohl des Kranken nicht immer erkennen kann, dann können wir unsere Maxime als eine jetzt und auch zukünftig hilfreiche und notwendige Leitlinie unseres ärztlichen Handelns verstehen.

Literatur

1. Améry, J.: Hand an sich legen − Diskurs über den Freitod. Klett: Stuttgart 1976
2. Bloch, S.; Chodoff, P.: Psychiatric Ethics. Oxford University Press: New York 1981
3. Degkwitz, R.: Medizinisches Denken und Handeln im Nationalsozialismus. Fortschr Neurol Psychiat 53 (1985) 212−225
4. Destunis, G.: Einführung in die Medizinische Psychologie. Walter de Gruyter & Co.: Berlin 1955
5. Dilling, H.; Kienle, H.: Psychiatrische Indikationen zum Schwangerschaftsabbruch. Internist 19 (1978) 315−321
6. Dilling, H.: Ethische Überlegungen in der Psychiatrie. In: v. Engelhardt, D. (Hrsg.), Ethik im Alltag der Medizin. Springer: Heidelberg 1989
7. v. Engelhardt, D.: Zur Systematik und Geschichte der medizinischen Ethik. Focus MHL (1988) 245−254
8. Ehrhardt, H.: Der Arzt im Spannungsfeld von Medizin, Ethik und Recht. Dt Ärztebl 79 (1982) 75−87
9. Groos, E.; Tauber, R.: Grundlagen medizinischer Ethik − Versuch einer Standortbestimmung. Fortschr Med 103 (1985) 67−69
10. Hartmann, F.: Überhöhte Leitwerte ärztlichen Selbstverständnisses. Therapiewoche 31 (1981) 826−836
11. Helmchen, H.: Ethische Fragen in der Psychiatrie. In: Kisker, K. P.; Lauter, H.; Meyer, J.-E.; Müller, C.; Strömgren, E. (Hrsg.): Psychiatrie der Gegenwart Bd. 2. Kriseninterventions Suizid Konsiliarpsychiatrie. Springer: Heidelberg 1986

12. Klermann, G. L.: The Psychiatric Patient's Right to Effective Treatment: Implications of Osheroff v. Chestnut Lodge. Am J Psychiatry 147 (1990) 409–427
13. Lungershausen, E.: Suizidales Handeln unter ethischen, juristischen und ärztlichen Aspekten. Fundamenta Psychiatrica 3 (1988) 167–181
14. Parsons, T.: Struktur und Funktion der modernen Medizin. In: König, R.; Tönnesmann, M. (Hrsg.): Probleme der Medizin-Soziologie. Westdeutscher Verlag: Köln-Opladen 1961
15. Pöhm, N.: Thesen zur Tauglichkeit und ethischen Vertretbarkeit von Zwang bei der Behandlung Drogenabhängiger. Bewährungshilfe 34 (1987) 264–266
16. Rilke, R. M.: Ausgewählte Werke, Bd. 1. Insel: Wiesbaden 1951
17. Rosemeier, H. P.: Medizinische Psychologie. Enke: Stuttgart 1978
18. Schmidt, G.: Selektion in der Heilanstalt 1939–1945. Evangelisches Verlagswerk: Stuttgart 1965
19. Schmidt, G.: Vom Rassenmythos zu Rassenwahn und Selektion. Nervenarzt 56 (1985) 337–347
20. Stone, A. A.: Law, Science and Psychiatric Malpractice: A Response to Klerman's Indictment of Psychoanalytic Psychiatry. A J Psychiatry 147 (1990) 419–427
21. Thielicke, H.: Theologische Ethik, Bd. 2. J. C. B. Mohr: Tübingen 1955
22. Thielicke, H.: Wer darf sterben? Herder: Freiburg im Breisgau 1979
23. Tölle, R.: Ärztliche Überlegungen zum Einsichtsrecht des Patienten. Dt Ärztebl 80 (1983) 39–43
24. Valentinotti, V.: Anmerkungen zum hippokratischen Eid. Schl-Holst Ärztebl 43 (1988) 764–767
25. Viefhues, H.: Medizinische Ethik in einer offenen Gesellschaft. In: Ethik in der ärztlichen Praxis und Forschung. Duphar: Hannover 1988

Betrachtungen und Erfahrungen eines Hausarztes

W. Mangold

1977 hatte ich mich für einen Vortrag mit der Frage „Zum Sterben ins Krankenhaus?" (10) zu beschäftigen. Beim Literaturstudium fiel mir der kleine Piper-Band „Der Arzt zwischen Technik und Humanität" des Tübinger Theologen und Arztes Dietrich Rössler (17) in die Hand.

Als ich das Buch las, empfand ich eine große Übereinstimmung mit seinen Gedanken.

Interessant ist, daß heute einerseits die grundsätzlichen Fragen ärztlicher Ethik gegenüber 1977 unverändert zu beantworten sind, ja sogar in breiterem Rahmen − ich denke zum Beispiel an die Einrichtung von Ethik-Kommissionen oder von interdispliären Zentren für Ethik − behandelt werden, und daß Begriff und Problematik der Humanität inzwischen weiten Kreisen bewußter ist als vor 1 ½ bis 2 Jahrzehnten. Auch herrscht Einigkeit darüber, daß sich Technik und Humanität nicht ausschließen. Andererseits scheinen sich aber auch einige von Rössler geäußerte Zweifel zu lösen.

Er schreibt beispielsweise: „Nirgendwo freilich wird der Versuch gemacht, die Institution des Hausarztes neuerdings zu etablieren." Oder: „Die Frage wird noch nachdrücklicher dadurch, daß immer wieder diskutiert wird, ob der Beruf des praktischen Arztes oder des Arztes für Allgemeinmedizin im Gesundheitswesen von morgen überhaupt noch einen sinnvollen Platz hat."

Immerhin haben nicht nur Ärzte, sondern auch Politiker inzwischen die Notwendigkeit hausärztlicher Betreuung der Bevölkerung als Basisversorgung in unserem Gesundheitssystem erkannt, auch wenn nach wie vor die Anzahl von Spezialärzten zunimmt, da offenbar Anreize für das Ergreifen des Berufs Allgemeinarzt fehlen.

Aufgaben des Hausarztes

Die allgemeine und fortgesetzte Betreuung (also Langzeitbetreuung) der Patienten in Diagnostik und Therapie einschließlich
− der Berücksichtigung der persönlichen Lebensumstände und des sozialen Umfeldes,
− der hausärztlichen Präsenz (Präsenzpflicht des Hausarztes!),
− der Hausbesuchstätigkeit,
− der Notfallversorgung.
Dazu kommt die *Koordination* diagnostischer und therapeutischer Maßnahmen sowie
die *Einleitung* oder *Durchführung* präventiver und rehabilitativer Maßnahmen.

Der Hausarzt − ich meine nun in erster Linie den praktischen Arzt, den Allgemeinarzt, also den Arzt, der in der Vergangenheit den Begriff Hausarzt geprägt

97

hat – lebt und arbeitet oft über mehrere Jahrzehnte im Wohnbereich seiner Patienten. Diese kennen keine Schwellenangst beim Besuch in der Praxis. Der Hausarzt sieht das Besondere seiner Arbeitsweise in der Ausrichtung auf seinen Patienten, mit dem ihn oft eine langjährige persönliche Beziehung verbindet und dessen Persönlichkeit, Individualität, Familie und Umwelt er oft sehr viel besser kennt als jeder andere Arzt. In diesem Sinne hat der Allgemeinmediziner Sturm in einer Schriftenreihe über patientenorientierte Medizin dem Vorwort seines 1. Bandes „Renaissance des Hausarztes" (17) die Maxime „Salus aegroti suprema lex" vorangestellt.

Gesundheit und Krankheit

Bei der Frage nach dem Sinn des „Salus aegroti" gleich „Wohl des Kranken" ist zu prüfen, ob das Wohl mit Gesundheit gleichzusetzen ist.

Die Weltgesundheitsorganisation hat 1948 Gesundheit definiert als den „Zustand vollkommenen physischen, psychischen und sozialen Wohlbefindens".

Nach überwiegender Auffassung gilt diese Begriffsbestimmung heute jedoch als zu weitreichend (1, 17). Deshalb wird unter Gesundheit vorwiegend das Freisein von Krankheiten verstanden, welche die physischen Funktionen und das psychische Befinden des Menschen beeinträchtigen (1). Der Übergang von Gesundheit zur Krankheit ist fließend. Zu diesem Zwischenstadium gehört das weite Feld der Befindensstörungen, die großenteils nicht oder noch nicht objektiv faßbar sind, Störungen, mit denen sich besonders der Hausarzt auseinanderzusetzen hat (2).

Wenn nun das Wort „Salus = Wohl des Kranken" mit Gesundheit des Patienten gleichzusetzen wäre, träfe die Maxime für jede Handlung, die zur Wiederherstellung durch Diagnostik, Therapie und körperliche wie geistige Rehabilitation führt, zu.

Im Eid des Hippokrates (1, 17) heißt es: „In welche Häuser ich komme, da will ich hineingehen zum Heile der Kranken", und das Gelöbnis in der Berufsordnung für die deutschen Ärzte (15) lautet: „Bei meiner Aufnahme in den ärztlichen Berufsstand gelobe ich feierlich, mein Leben in den Dienst der Menschlichkeit zu stellen. Ich werde meinen Beruf mit Gewissenhaftigkeit und Würde ausüben. Die Erhaltung und Wiederherstellung der Gesundheit meiner Patienten soll oberstes Gebot meines Handelns sein ..."

„Der einzige Sinn des Arztseins ist das Wohl des Patienten und nicht der der Medizin als Selbstzweck" schreibt Hamm in „Medizin, Mensch, Gesellschaft" (5).

Ärztliches Tun ist damit immer ethischen Gesichtspunkten unterworfen.

Die Frage ab er, ob „Salus aegroti" generell mit Gesundheit gleichzusetzen ist, ist meines Erachtens zu verneinen. Die Maxime bedeutet zwar ein Streben in Richtung Gesundheit durch Förderung der Wiederherstellung physischer und psychischer Funktionen des dem Arzt anvertrauten Menschen. „Salus aegroti" gilt aber auch in Situationen, in denen wir ganz genau wissen, Gesundheit wird nie wieder erreicht, und es ist unter Umständen unsere humanitäre Pflicht, das Sterben, den Tod, zu erleichtern.

Die Maxime „Salus aegroti suprema lex" bedeutet daher für mich mehr: Gewissensentscheidung, ja *Gewissensnot,* in der Bewertung von Situationen, im Handeln und Unterlassen, in der Abwägung von Pro und Kontra, von Reden und Schweigen. Bei dieser Entscheidung erfolgt nicht nur eine Bewertung objektiver medizinischer Befunde, sondern es fließen Erfahrungen ein, prognostische Gesichtspunkte, religiöse und ethische Fragen, Gewissensfragen.

„Beim ärztlichen Dienst", so urteilte das Bundesverfassungsgericht, „steht die Gewissensentscheidung des einzelnen Berufsangehörigen im Zentrum der Arbeit." „In den entscheidenden Augenblicken seiner Tätigkeit", so der Jurist Laufs (9), „befindet sich der Arzt in einer unvertretbaren Einsamkeit, in der er − gestützt auf sein fachliches Können − allein auf sein Gewissen gestellt ist."

Die „Salus aegroti" in der täglichen Praxis

Im Sprechzimmer des Arztes hat der Patient die Möglichkeit, im Gespräch seine Gedanken, seine Probleme, seine Ängste loszuwerden. Es können Symptome ohne Krankheitswert sein, aber es können auch Zeichen ernster Erkrankungen sein. Immer muß der Mensch als Partner angenommen werden, und der Arzt muß zuhören können. 5-Minuten- oder gar 2-Minuten-Medizin darf es nicht geben. Der Arzt muß sich Zeit nehmen, in Ruhe tiefere Probleme zu ergründen. Es finden Gespräche über einfache Befindensstörungen statt, Veränderungen, die sich an der Grenze zwischen Gesundheit und Krankheit bewegen, aber auch Gespräche über psychische Erkrankungen, aufklärende Gespräche, vielleicht Gespräche, die sich mit der Aussichtslosigkeit einer Krankheit befassen. Es muß über Diagnostik und Therapie beraten werden, aber auch über die Prognose einer Erkrankung. Und es wird immer wieder die Frage auftauchen, wieweit eine diagnostische oder therapeutische Maßnahme einem Patienten überhaupt zumutbar ist.

Ein Beispiel: Bei einer 51jährigen Patientin hatte im Mai 1990 ein Gastroenterologe durch Gastroskopie ein schon längere Zeit Beschwerden verursachendes Zwölffingerdarm-Geschwür festgestellt. Er konnte auch bestimmte Krankheitserreger, die heute für die Entstehung eines Ulcus mitverantwortlich gemacht werden, nachweisen und empfahl aufgrund neuester medizinischer Erkenntnisse eine Mehrfach-Antibiotikum-Behandlung nach Abheilung des Geschwürs. In einem langen Gespräch über Hintergründe für das Entstehen dieses Geschwürs − die Patientin ist Geschäftsfrau − und die Art der Behandlung war die Patientin entschlossen, um diese Erkrankung endlich auszuheilen, dem Rat des Gastroenterologen zu folgen und die Maximaltherapie durchzuführen.

Nun hatte ich persönlich an mir selbst Ende März 1990 mit einer solchen kombinierten Antibiotikatherapie − allerdings aus anderem Grund − sehr schlechte Erfahrungen gemacht: völlige Inappetenz und schwerste Darmstörungen. Sicherlich war der beratende Gastroenterologe überzeugt von der Notwendigkeit und Verträglichkeit dieser Therapie.

Ich kam jedoch in einen Gewissenskonflikt in der Frage, ob ich der Patientin diese Therapie nun tatsächlich empfehlen solle. Ich riet ihr zwar ab, verordnete ihr dann jedoch auf ausdrücklichen Wunsch die vom Internisten empfohlenen Medikamente. Sie wollte auch eine eventuelle Appetitlosigkeit in Kauf nehmen und versprach sich sogar davon eine gewollte Gewichtsabnahme. Nach wenigen Tagen erschien die Frau wieder todunglücklich in der Praxis mit einer hochroten, zum Teil ulzerierten Mundschleimhaut und starken Schmerzen im Bereich des Mundes und der Speiseröhre. Trotzdem hatte sie bis zu diesem Zeitpunkt konsequent die Medikamente geschluckt, die jetzt aber sofort abgesetzt wurden. Mit einfachen therapeutischen Maßnahmen war der Zustand dann nach wenigen Tagen wieder gebessert.

Was ich damit zeigen will, ist, daß mein Gewissen entscheiden mußte, ob zur „Salus aegroti" die vorgeschlagene Behandlung des Gastroenterologen durchgeführt werden solle oder nicht. Daß mein Gewissen hier richtig entschieden hatte, zeigte der Verlauf.

Im Bereich der sogenannten Befindensstörungen kann es zu schwierigen Entscheidungen kommen, da hier häufig nicht nur der Patient, sondern auch Arbeitgeber und Krankenkasse berührt werden. Ich denke an sozialmedizinische Aufgaben, wie die der sogenannten „Krankschreibung". Es ist bekannt, daß in etwa 70% der Fälle Arbeitsunfähigkeit durch Allgemeinärzte festgestellt und schriftlich bestätigt wird. Hausärzte verursachen damit Kosten von etwa 40 Milliarden DM für die Volkswirtschaft der Bundesrepublik jährlich (Krankengeld, Produktionsausfall) (6).

Bei diesem Vorgang steht der Arzt als „Gutachter" zur Beurteilung der Arbeitsunfähigkeit zwischen Patient, Arbeitgeber und Krankenkasse. Zwar fühle ich mich als Hausarzt in der Regel als Anwalt meiner Patienten. Doch ist eben auf dem weiten Feld der Befindensstörungen die Entscheidung, ob ein Patient arbeitsunfähig ist oder nicht, gelegentlich sehr schwer. Patientenwünsche nach Arbeitsunfähigkeitsbescheinigung sind selten, aber sie kommen vor. Wie gestört das Befinden eines Menschen ist, liegt nicht immer klar auf der Hand. Häufig erscheinen Patienten in der Sprechstunde und klagen über nicht ohne weiteres faßbare Symptome, zum Beispiel Müdigkeit, Appetitlosigkeit, Schmerzen, die schlecht zugeordnet werden können. Das sind Symptome, die oft keine Objektivierung zulassen, zumal unter Umständen psychische Konflikte, Arbeitsplatzschwierigkeiten oder Partnerkonflikte im Hintergrund stehen. Auch bei dieser Entscheidung muß stets die Maxime „Salus aegroti suprema lex" gelten. Dabei müssen wir unsere Entscheidung auch gegenüber Krankenkasse und Arbeitgeber begründen und vertreten können.

Ein Beispiel: Am 6. August 1990 suchte mich ein 54jähriger, mir seit etwa 15 Jahren bekannter Patient in der Sprechstunde auf. Er arbeitet als Techniker in einer Firma für elektronische Meßgeräte, die ich betriebsärztlich betreue. In den vergangenen Jahren war mir dieser Patient stets als Mensch mit stabiler Psyche bekannt. Jetzt gab er unter Tränen an, seine um 2 Jahre jüngere Ehefrau habe einen Schlaganfall mit Halbseitenlähmung erlitten und befinde sich z. Zt. in einem Rehabilitationskrankenhaus. Es sei noch ungewiß, wieweit eine Wiederherstellung möglich sei. Er sei völlig fertig, könne nicht mehr essen und schlafen und sehe nicht, wie es in Zukunft weitergehe. Ich besprach die Situation mit dem Patienten ausführlich, gab ihm dann zum vorübergehenden Gebrauch ein Psychopharmakon und schrieb ihn arbeitsunfähig. Vier Tage später war der Patient schon wieder gelockerter, berichtete aber mit sorgenvollem Blick, er habe am Tage zuvor beim Einkauf in einem Supermarkt seinen Vorgesetzten aus der Firma getroffen, der ihn mit leisem Vorwurf ansprach: „Ich dachte, Sie seien krank." Natürlich faßte der Patient dies als Zeichen des Zweifels an gerechtfertigter Arbeitsunfähigkeit auf. Es entstand nun die Angst in ihm, er könne Schwierigkeiten am Arbeitsplatz bekommen, hatte aber auf der anderen Seite noch das dringende Bedürfnis, in Ruhe zu Hause sein psychisches Tief zu überwinden. Ich bestätigte weiterhin Arbeitsunfähigkeit für eine Woche, da ich zwar schon eine Besserung seiner psychischen Stabilität erkannte, ihn aber noch nicht für voll belastbar, d.h. arbeitsfähig, hielt. Ich versicherte dem Kranken, daß ich mich selbstverständlich bei der Firma schützend vor ihn stellen würde, falls an der Arbeitsunfähigkeit gezweifelt werde. In der Auseinandersetzung zwischen Arbeitgeber und Arbeitnehmer hatte ich damit die Maxime „Salus aegroti" an die oberste Stelle gesetzt.

... beim Hausbesuch

Eine der typischen Tätigkeiten des Hausarztes − und damit wurde sie für ihn namengebend − ist der Hausbesuch. Der Hausarzt ist aufgrund des Bundes-Mantel-Vertrages (3) verpflichtet, den Patienten zu Hause aufzusuchen, wenn diesem der Besuch in der Praxis des Arztes nicht zumutbar ist. Umgekehrt ist aber der Patient verpflichtet, in die Praxis des Arztes zu kommen, solange dies für ihn möglich ist.

Hausbesuche sind bei akuten Erkrankungen, die Gehunfähigkeit verursachen, durchzuführen, aber auch bei hochfieberhaften Erkrankungen, Herz-Kreislauf-Störungen und bei alten multimorbiden Menschen mit eingeschränkter Beweglichkeit. Ein Hausbesuch ist für die Krankenkasse teurer als eine Sprechstundenberatung. Daher können wir als Hausärzte gelegentlich vor die Frage gestellt sein, ob ein Hausbesuch akzeptiert werden soll oder nicht. Im Sinne von „Salus aegroti" werden wir in der Regel der Anforderung des Kranken entsprechen (13).

Daß bei Hausbesuchen aber hinsichtlich Diagnostik und Therapie eingeschränkte Möglichkeiten bestehen, ist leicht verständlich. Es ist auch bekannt, daß die Rate der Fehldiagnosen bei Hausbesuchen steigt. Dies habe ich in einer Dissertation in meiner Praxis durch Gegenüberstellung von Einweisungs- und Entlassungsdiagnosen bei stationären Aufenthalten von Patienten, die bei Hausbesuchen in das Krankenhaus eingewiesen wurden, feststellen lassen (19).

Stets bin ich mir auch bewußt, wie wichtig eine schnelle Krankenhauseinweisung für die Rehabilitation eines Menschen sein kann, nachdem ich mich selbst in einer Untersuchung zur prähospitalen Phase bei Herzinfarkt-Patienten 1980 mit dem Thema befaßt habe und zeigen konnte, wie wichtig für die Überlebensprognose − für das „Salus aegroti" − der Zeitfaktor und das Verhalten des Arztes wie das des Patienten ist. Das heißt, je kürzer die Zeit vom Infarkteintritt bis zur Klinikaufnahme, desto besser die Prognose (11).

Der Allgemeinarzt steht bei der Notfallversorgung unter Handlungszwang (14). Dabei ist es besonders wichtig, abwendbar gefährliche Verläufe zu erkennen. Da das Krankenhaus in der Bundesrepublik Deutschland ohne Zweifel mit all seinen technischen Errungenschaften ein Optimum an medizinischer Betreuung bietet, die nicht wegzudenken ist, wird von der Bevölkerung sehr schnell an Krankenhausbehandlung gedacht.

Auf der anderen Seite bedeutet Klinikbehandlung für einen Menschen immer Herausgerissensein aus seinem eigenen Milieu, Verpflanzung in eine andere, unbekannte, vielleicht Angst einflößende Welt, bedeutet notwendige Anpassung an einen anderen Rhythmus. Der Kranke gerät in eine Situation, in der er hilflos wird, sich ausgeliefert fühlt und sich am Ende vielleicht sogar inhuman behandelt fühlt.

Dadurch kann die Entscheidung, einen Kranken in die Klinik akut einweisen zu müssen oder nicht, ungemein schwer werden. Bei eindeutig objektivem Befund ist eine Entscheidung einfach, vorausgesetzt, der Patient akzeptiert sie. Bei minimalem pathologischen oder fehlendem objektiven Befund, beim klinischen Verdacht etwa auf einen Herzinfarkt bei einem sich gegen stationäre Einweisung sträubenden Patienten ist jedoch immer die Frage, wie weit eine Einweisung des Patienten erzwungen werden muß.

Zum Wohl des Patienten muß der Hausarzt unter Umständen die Forderung nach Einweisung energisch vertreten. Auf der anderen Seite kann der Zustand eines Patienten jedoch so schlecht sein, die Prognose infaust erscheinen, daß abzuwägen ist, ob für den Kranken eine Verbringung in die Klinik überhaupt noch sinnvoll ist. Hier kann dann das „Salus aegroti" unter Umständen im Unterlassen der Klinikeinweisung liegen.

Es taucht auch immer wieder die grundsätzliche Frage auf, ob ein Patient zum Sterben ins Krankenhaus eingewiesen werden soll? (10) Ich vertrete von jeher die Ansicht, bei aussichtsloser Krankheit den Patienten zu Hause sterben zu lassen, falls ihm nicht im Krankenhaus mehr Erleichterung zuteil werden kann und falls ein Pflegeteam zu Hause vorhanden ist. Als behandelnder Arzt muß ich dann aber auch jederzeit mit Wort und Tat zur Verfügung stehen. Ich denke an das ständige Gespräch, vielleicht schweigendes Verstehen, aber auch Analgesie und Psychopharmakotherapie. Dies sind schwierige Entscheidungen im Sinne unserer Maxime „Salus aegroti suprema lex".

Ein Beispiel für die Betreuung unheilbar kranker und sterbender Patienten möchte ich Ihnen abschließend geben: Ein 70jähriger, mir seit 27 Jahren bekannter Doktor der Ingenieur-Wissenschaften wurde von mir bis 1989 nur bei einfachen Krankheiten behandelt. Als Pfeifenraucher wollte er 1968 und 1973 eine Untersuchung zum Ausschluß eines Bronchialkrebses machen lassen. Jedesmal war der Befund unauffällig. Im April 1989 klagte dieser Patient nun über einen anhaltenden Auswurf. Nachdem eine Besserung nur zögernd eintrat und am Ende immer noch ein geringer Hustenreiz bestand, wurde die notwendige Röntgenuntersuchung der Lunge veranlaßt, und es stellte sich ein Bronchialkarzinom heraus, das auch bronchoskopisch und histologisch bestätigt wurde.

Jeder Patient hat ein Recht auf Aufklärung (12). Und da dieser mir seit vielen Jahren bekannte Patient ein klar denkender Techniker war, wollte er auch ganz klar über seine Erkrankung und über die Prognose aufgeklärt sein. Ihm war diese Aufklärung auch zumutbar. Eine mögliche Therapie wurde besprochen und mußte dann Anfang Juli 1989 unter fast dramatischen Umständen begonnen werden, da der Patient eine sogenannte Einflußstauung bekam. D. h. der Tumor im Brustraum behinderte den Blutrückfluß zum Herzen und führte zu gestauten Venen mit erheblicher ödematöser Schwellung im Gesicht. Dem Patienten mußte also schnell geholfen werden. Er wurde einer Bestrahlungsserie zugeführt, die erfreulicherweise zum Erfolg führte.

Zu diesem Zeitpunkt fragte mich die Ehefrau, ob nicht eventuell eine Iscador-Behandlung sinnvoll sei, Bekannte hätten dringend dazu geraten. Iscador ist ein Extrakt aus verschiedenen Mistelarten, welcher in Serien subkutan injiziert wird. Im anthroposophisch-medizinischen Denken wird diesen Mistelpräparaten ein bremsender Einfluß auf das Tumorwachstum (16) nachgesagt. Ich stand jetzt also vor der Gewissensfrage, ob ich als wissenschaftlich denkender Mediziner einer solchen Behandlung zustimmen sollte oder nicht. Ich lehnte sie zu jenem Zeitpunkt ab, da gerade eine wirksame Bestrahlungstherapie durchgeführt worden war, entschied mich aber später dafür, weil der Patient selbst es für richtig hielt, auch als nüchtern denkender Techniker etwas Unbewiesenes an sich durchzuführen zu lassen. In diesem Moment stellte ich dann meine Voreingenommenheit gegen das Präparat – im Sinne des „Salus aegroti" – zurück und gab dem Patienten Iscador. Er bekommt es bis heute. Trotzdem entwickelte sich ein Rezidiv des Bronchialkarzinoms, das durch Bestrahlungen fast völlig geschwunden war. Heute macht er eine Chemotherapie durch.

Wichtig ist mir noch die Schilderung eines Gesprächs, das ich im November 1989 mit dem Patienten zu Hause führte, als ich eine Lungenentzündung diagnostizierte, die zwar sicher auf dem Boden des Bronchialkarzinoms entstanden war, aber jetzt doch akute Beschwerden mit sich brachte. Nun hatte dieser Ingenieur 1987 in meiner Praxis ein Patiententestament hinterlegt, in dem er ausdrücklich verlangt, daß bei todbringenden Krankheiten jegliche Therapie unterlassen wird. Ich hielt es für meine Pflicht, dem Patienten jetzt, als ich ihn in die Klinik einweisen wollte und mußte, die Reichweite seiner Verfügung und deren Sinnlosigkeit in der gegebenen Situation zu erklären. Er verstand dies auch und stimmte der notwendigen Therapie zur Lebensverlängerung zu. Da er erfahren hat, daß es noch humane Möglichkeiten des Lebens mit Bronchialkrebs gibt, läßt er zur Zeit jede Therapie durchführen – auch die Iscador-Behandlung.

Erwähnenswert mag noch sein, wie unbedachte Äußerungen in einem solchen Behandlungsfall schwerwiegende Konsequenzen für das psychische Wohl haben können. Nach Abschluß einer Bestrahlungsserie im vergangenen Jahr hatte ein Klinikassistent auf Fragen des Patienten nach der Prognose den statistischen Durchschnittswert der Lebenserwartung bei dieser Erkrankung mit 6 bis 18 Monaten angegeben. Zu jener Zeit ging es dem Patienten körperlich ausgesprochen gut, er begann wieder sportliche Betätigung und fühlte sich eigentlich nicht mehr krank.

Durch diese ärztliche Aussage jedoch, die sicher nicht im Sinne unserer Maxime lag, wurde der Patient fast zornig und unzufrieden mit allen Ärzten. Er reagierte also so, wie es Kübler-Ross (8) und Rössler (17) dargestellt haben. Es war für mich eine schwere Aufgabe, im Sinne des „Salus aegroti" den Patienten durch ein langes Gespräch wieder in einen ausgeglichenen psychischen Zustand zu bringen. Ich erklärte ihm vor allem, daß statistische Werte ja Mittelwerte sind, die auf die Einzelperson nicht immer zutreffen können, besprach dies auch mit dem Klinikarzt und konnte so den Patienten wieder weiterführen. Er hat mittlerweile seit Erkennung der Erkrankung 16 Monate gelebt, hat bewußt gelebt, spielt auch heute wieder Tennis und hat auch noch eine Aufgabe in einer Loge. Er kommt wöchentlich zweimal zur Injektion. Es finden jeweils Kurzgespräche, aber dann auch immer wieder ausführliche Besprechungen der Situation statt. Der menschliche Beistand ist die wesentliche Forderung. Vielleicht wird der Patient zu Hause sterben, vielleicht muß ich ihn aber aus aktuem Anlaß – etwa Atemnot – in eine Klinik einweisen. Aber selbst eine Sauerstoffbehandlung kann notfalls zu Hause durchgeführt werden, wenn sie dem Menschen ein würdiges Sterben ermöglicht. Auch dabei gilt die Maxime „Salus aegroti suprema lex".

Zusammengefaßt bedeutet für mich „Salus aegroti" nicht nur Erhaltung und Wiederherstellung der Gesundheit, sondern Auseinandersetzung mit dem Menschen, dem ganzen Menschen. In diese Auseinandersetzung fließen nicht nur objektivierbare Daten ein, sondern ethische Gebote, nicht zuletzt in der Sterbebegleitung.

Literatur

1. Brockhaus, Enzyklopädie, Bd. 8/1989. Gesundheit, Definition der Weltgesundheitsorganisation.
2. Buchborn, Eberhard, in: Rössler, D. und Waller, H. D.: Medizin zwischen Geisteswissenschaften und Naturwissenschaften, Attempto-Verlag Tübingen (1989) 80.
3. Bundesmantelvertrag/Ärzte in: Verträge der Kassenärztlichen Bundesvereinigung, Köln: Ärzte-Verlag, 1988.
4. Hamm, H.: Die Betreuung des Notfalles in der Allgemeinpraxis. In: Therapiewoche 28 (1978) 809–810.
5. Hamm, H.: Aktueller Kommentar: Die Kluft. Medizin-Mensch-Gesellschaft 10 (1985) 141–142.
6. Hamm, H.: Allgemeinmedizin. 4. neubarb. und erw. Aufl. Stuttgart: Thieme, 1988.
7. Kassenärztliche Bundesvereinigung. Entwurf: Überlegungen zur Gliederung der kassenärztlichen Versorgung in eine hausärztliche und eine fachärztliche Versorgung, Stand: 18. April 1990.
8. Kübler-Ross, E.: Interviews mit Sterbenden. Stuttgart: Kreuz-Verlag, 12. Aufl. 1980.
9. Laufs, A.: in Rössler, D. und Waller, H. D.: Medizin zwischen Geisteswissenschaften und Naturwissenschaften, 116.
10. Mangold, W.: Zum Sterben ins Krankenhaus? In: Der praktische Arzt, 27 (1978) 3150–3152.
11. Mangold, W.: Herzinfarktpatient – Zeitfaktor – Überlebenschance. In: Der praktische Arzt, 18, (1982) 2198–2206.
12. Mangold, W.: Diagnosevermittlung beim chronisch und unheilbar Kranken, MMW, 47 (1985) 1079–1081.

13. Mangold, W.: Der Hausbesuch – eine spezifisch allgemeinärztliche Aufgabe. In: Z. f. Allgemeinmedizin, 62 (1986) 1090–1093.
14. Mangold, W.: in Schrömbgens, H. H.: Die Fehldiagnose in der Praxis. Stuttgart: Hippokrates-Verlag, 1987, Fehldiagnose bei Notfällen. 131–147.
15. Narr, H.: Ärztliches Berufsrecht, Bd. II, 1989, Rand-Nr. 130.
16. Oepen, I.: An den Grenzen der Schulmedizin, Köln: Deutscher Ärzte-Verlag (1985) 83–118.
17. Rössler, D.: Der Arzt zwischen Technik und Humanität. München: Piper, 1977.
18. Sturm, E.: Renaissance des Hausarztes. Berlin, Heidelberg, Tokio: Springer, 1983.
19. Umrath, F.: Dissertation „Vergleich von Einweisungsdiagnosen und Klinikdiagnosen aller stationär eingewiesenen Patienten aus einer Allgemeinpraxis, mit Erfassung der prästationären Diagnostik von 1973–1975 und 1983–1985". Diss. 1990, Tübingen.

Kommentar aus philosophischer Sicht

R. Löw

Philosophen können es nur selten unterlassen, zu Beginn eines Kommentars auf dessen Schwierigkeiten hinzuweisen. Dieser Tradition will ich mich gerne einfügen, um dann eine der beiden Alternativen zu beschreiten, die nach dem Hinweis auf die Schwierigkeiten noch verbleiben. Die erste Alternative vertrat Ulrich Steinvorth, indem er die Argumentation der zu kommentierenden Referate rekonstruierte, gewissermaßen also die Referenten besser zu verstehen suchte, als sie sich selbst verstehen. Im Kommentar wurden sie „auf den Begriff gebracht", wobei die von Steinvorth vorgeschlagenen Begriffe ebenso einleuchtend wie vielsilbig erschienen.

Die andere Alternative hat Peter Koslowski gewählt, nämlich eine weitgehende Übereinstimmung mit den Referenten zu signalisieren und dann in einem Ergänzungsreferat den ärztlichen Entscheidungsprozeß bei der Maxime „primum utilis esse" zu analysieren. Dem werde ich mich hier anschließen, also Übereinstimmung feststellen und mich dann um den weiteren Horizont bekümmern, innerhalb dessen das, was den Referenten wie dem Kommentator als vernünftig erschien, seine deutlich sichtbaren Bezüge hat.

Eine dritte Alternative wäre, bei weitgehender Nichtübereinstimmung über die Referenten herzufallen; in der Philosophie ist das besonders dann unangenehm, wenn man als Kommentator sehr viel weniger Zeit und Platz hat denn als Referent. Aber dergleichen war hier ohnedies nicht nötig.

Der Versuch einer philosophischen Aufhellung des gemeinsamen Horizonts von Referaten und Kommentar wird hier unternommen zuerst durch einige Reflexionen zum Begriff „salus" und den ihm zugeordneten Menschenbild, danach eine Erörterung des Wandels im Verhältnis zwischen Naturwissenschaften und Medizin, und drittens soll die Gretchenfrage erlaubt sein: wie es nämlich die Medizin mit der Transzendenz hält, genauer: was bei einer Medizin herauskommt, die es mit der Transzendenz gar nicht mehr hält.

1. „Salus et homo"

Da Friedrich Nietzsche bereits zu Zitat-Ehren gekommen ist, durchbreche ich kein Tabu, wenn ich mit ihm beginne, und zwar einem Zitat aus der „Götzendämmerung":

Moral für Ärzte – Der Kranke ist ein Parasit der Gesellschaft. In einem gewissen Zustande ist es unanständig, noch länger zu leben. Das Fortvegetiren in feiger Abhängigkeit von Ärzten und Praktiken ... sollte eine tiefe Verachtung nach sich ziehn. Die Ärzte wiederum hätten die Vermittler dieser Verachtung zu sein – nicht Recepte, sondern jeden Tag eine neue Dose *Ekel* vor ihrem Patienten ...

Eine neue Verantwortlichkeit schaffen, die des Arztes, für alle Fälle, wo das höchste Interesse des Lebens, des *aufsteigenden* Lebens das rücksichtsloseste Nieder- und Beiseitedrängen des *entartenden* Lebens verlangt – zum Beispiel für das Recht auf Zeugung, für das Recht geboren zu werden, für das Recht zu leben ..." (KSA 6,134).

Diese Stelle zitiere ich so ausführlich, weil sie zu jenen gehört, für welche sich Nietzsche-Freunde normalerweise schämen und sie, wie Karl Jaspers in seinem großen Werk über Nietzsche, einfach weglassen, „aus Achtung vor dem Autor", während Adolf Hitler, gewissermaßen ein nicht-normaler Nietzsche-Freund, vermutlich gerade diese Stelle erfreut hätte. Sie sei aber deswegen zitiert, weil nach den Kriterien, die Nietzsche hier angibt, er selber spätestens seit 1876 aus dem Verkehr hätte gezogen werden müssen, so daß die Stelle – geschrieben 1888 – gar nicht erst publiziert worden wäre. Drittens sei sie auch deswegen zitiert, weil derselbe Nietzsche, ein paar Jahre zuvor im Aphorismus 120 der „Fröhlichen Wissenschaft" (KSA 3,477) über die Gesundheit so reflektierte, daß er mich zu einer für ihn besonders passenden Definition ermunterte, nämlich: „Gesundheit ist dasjenige Maß an Krankheit, das es mir noch erlaubt, meinen wesentlichen Tätigkeiten nachzugehen."

Mit dieser Definition, ergänzt um die Forderung, daß wir „einer neuen Gesundheit, einer stärkeren, einer gewitzteren, zäheren, verwegeneren, lustigeren (bedürfen), als alle Gesundheiten bisher waren" (KSA 3,636), rundet sich die Argumentation ab: Nietzsche geht es um „salus", nicht um „sanitas". Die Gesundheit interessiert ihn nur soweit, als sie dem Wohl dient, genauer: dem Wohl nicht entgegensteht. Denn – und auch diese Konstruktion ist eine für Nietzsche typische Denkfigur – in der als Schreckbild gezeichneten Vision der „letzten Menschen" aus der Zarathustra-Vorrede charakterisiert er diese unter anderem als:

Krankwerden ... gilt ihnen als sündhaft ...
Ein wenig Gift ab und zu: das macht angenehme Träume. Und viel Gift zuletzt, zu einem angenehmen Sterben ...
Man zankt sich noch, aber man versöhnt sich bald – sonst verdirbt es den Magen.
Man hat sein Lüstchen für den Tag und sein Lüstchen für die Nacht: aber man ehrt die Gesundheit.
„Wir haben das Glück erfunden" – sagen die letzten Menschen und blinzeln (KSA 4,20).

Es hieß, Gesundheit und Wohl können nach Nietzsche einander direkt entgegengesetzt sein, sie müssen es aber nicht. Dabei hat er sicher auch den empirischen Befund im Hinterkopf, daß eine Überkompensation von Gebrechen und Leiden, selbst von Kleinwüchsigkeit, zu großen Taten, großen Kunstwerken, großen Ideen führen kann. Daß es auch gesunde Genies gibt, das stört ihn nicht weiter – wesentlich ist, daß „salus" jedenfalls der Gesundheit vorgeordnet ist. Nur: um welches Wohl geht es? Eines ist bei Nietzsche klar: *nicht* um das Wohl des einzelnen. Also um „salus publica"? Wiederum: Bei Nietzsche sicher nicht, jedenfalls nicht in dem Sinn, wie heute die Begriffe „öffentliches Wohl" oder „Gemeinwohl" verwendet werden. Nietzsche ging es um den Menschen der Zukunft, den „höheren Typus", den er in einigen, seltenen Wendungen (sehr selten im Vergleich zur Bekanntheit) auch „Übermensch" nennt.[1] Diesem Ziel hätten sich auch die Ärzte unterzuordnen.

Diese Nietzsche-Interpretation soll nicht vertieft werden, wohl aber ist auf die strukturelle Verwandtschaft hinzuweisen, die sich zu utopisch orientierten und damit gewöhnlich totalitären Regimes ergibt. Wenn das oberste Ziel die Herrschaft und Reinheit der arischen Rasse ist, dann ergeben sich für die heute diskutierte Maxime „Salus aegroti suprema lex" genau dieselben Konsequenzen wie im Falle, dieses oberste Ziel wird in der kommunistischen Überflußgesellschaft angesetzt: sie ist staatsfeindlich! „Du bist nichts, Dein Volk ist alles!" ist letzten Endes in der Praxis identisch mit der hoffentlich vergangenen Art und Weise im Osten, Regimekritiker ins Irrenhaus zu sperren und mit Psychopharmaka zu behandeln.

Für die Maxime „salus aegroti" läßt sich daraus als These folgende Konsequenz ziehen: Die eigentliche und bedenkliche Spannung ist heutzutage die zwischen „salus aegroti" und „salus publica". Sie hat gegenwärtig Hochkonjunktur in der Behindertendebatte, die mit dem Namen des sogenannten Bioethikers Peter Singer eng verknüpft ist, des weiteren in der Euthanasiedebatte, in der Debatte um das, was man „gewaltsame Lebensverlängerung" nennt, und in manchem anderen Gebiet.[2] Daß diese Debatte nicht (oder noch nicht) in die normale ärztliche Praxis eingedrungen ist, d. h. im Normalfall keine Konsequenzen für Patienten hat, ist m. E. nur der Standhaftigkeit des ärztlichen Ethos zu verdanken. Viele der Fälle, die in den beiden Referaten geschildert wurden, belegen dies. Aber dieses Ethos ist geknüpft an eine Auffassung des Menschen, welche dessen unverwechselbare und unverlierbare Würde respektiert, und das bedeutet: die eine transzendente Dimension des Menschen anerkennt, welche ihrerseits *nicht* noch einmal von einer „salus publica" abgeleitet oder durch sie erklärt werden kann. Genau dies nämlich hatten Nietzsche und die totalitären Menschenbilder gemeinsam: den transzendenten Aspekt ins Diesseits, und sei es in eine diesseitige Utopie, zu versetzen, somit „sanitas aegroti" der „salus publica" unterzuordnen und von der „salus aegroti" in dem emphatischen Sinne, daß zum Wohl des Kranken mehr und sogar Gegensätzliches gehören kann als seine Gesundheit, abzusehen. Der Arzt, für den „salus aegroti suprema lex" *ist*, muß gegen die Verführung durch solche Unterordnungen und Zuordnungen resistent sein („est" erscheint mir als dritte Ergänzungsmöglichkeit zu „sit" oder „esto", die im Referat Dilling genannt wurden, und zwar als stärkste). Diese starke Ergänzung des „est" erscheint mir in sinnvoller Analogie vorgenommen zum Artikel 1 des Grundgesetzes, in dem es heißt, daß die Würde des Menschen unantastbar *ist* und nicht, daß sie nicht „angetastet werden solle", und wer es trotzdem tut, be-

---

[1] Vgl. R. Löw: Nietzsche − Sophist und Erzieher. Weinheim (Acta Humaniora) 1985, S. 160−163.
[2] Vgl. Till Bastian (Hrsg.) Denken − Schreiben − Töten. Stuttgart (edition Universitas) 1990. Vgl. R. Löw (Hrsg.) Bioethik. Köln (Communio) 1990.

kommt es mit der Polizei zu tun, oder noch schlimmer, mit einem Philosophen-kongreß.

Diese Differenzierung in „ist" und „soll nicht" habe ich, wenn ich mich recht entsinne, bei einem der hier anwesenden Rechtsphilosophen gelernt.

2. Wechsel im Verhältnis zwischen Naturwissenschaft und Medizin

Eine große Reihe der Schwierigkeiten, die sich heutzutage bezüglich aller in diesem Band diskutierten „Maximen in der Medizin" ergeben, sind wissenschafts-historisch gesehen *auch* Konsequenzen eines inner-universitären Vorgangs, der vor über 200 Jahren begonnen hat.

Der inner-universitäre Vorgang trifft des Näheren die Ausgliederung der Naturwissenschaften aus der Medizin. Bis in die zweite Hälfte des 18. Jahrhunderts war die Universität in die klassischen vier Fakultäten Theologie, Jura, Medizin und Philosophie aufgeteilt. Das, was heute Naturwissenschaften heißt, wurde an der Medizinischen Fakultät durch die Ärzte selbst gelehrt, und zwar als Propädeutik der Medizin. So ist auch heute noch die „Physikum" genannte Prüfung nach dem Ende des ersten Studienabschnittes, der vorklinischen Zeit, eine in den klassischen naturwissenschaftlichen Disziplinen Physik, Botanik, Chemie, Physiologie.

Das Selbständigwerden dieser Fächer im 18. (Physik) und 19. Jahrhundert (Chemie und die anderen) vollzog sich nicht ohne den Widerstand aus den Reihen der Mediziner: Es ging schließlich um Pflichtvorlesungen mit einer großen Anzahl von Hörern, welche abzugeben eine deutliche Minderung der Kolleg-Gelder mit sich brachte. Dennoch ließ sich der Vorgang auf Dauer nicht verhindern; normalerweise wurden die (im klassischen Sinne) „fakultätslosen" neuen Kollegen häufig der philosophischen Fakultät angegliedert (so bis 1969 an der Universität München, wo die Naturwissenschaften unter „Philosophische Fakultät II" firmierten), bisweilen aber auch noch bis weit ins 19. Jahrhundert hinein der medizinischen Fakultät. (In Tübingen war der berühmte Chemiker und Biologe Kielmeyer Dekan der medizinischen Fakultät im Wechsel mit seinem nicht minder berühmten chirurgischen Kollegen Autenrieth.)

Was hat das mit der Maxime „salus aegroti" zu tun? Ich will es an einem konkreten Beispiel erläutern, nämlich der Beurteilung gentechnologischer Experimente in der menschlichen Keimbahn. Wer bei den Beratungen über diese Frage durch die zuständigen Gremien, etwa bei Sitzungen der Enquetekommission des Bundesforschungsministers oder auch anderswo teilgenommen hat, konnte bemerken, daß Molekularbiologen einen sehr viel geringeren Widerstand gegen Experimente aufbrachten resp. diese Experimente nachdrücklich forderten, während Ärzte aus ihrer Tradition heraus durchaus nicht bereit waren, befruchtete menschliche Eizellen als alleiniges Problem der organischen Chemie anzusehen. Die bekanntgewordenen, öffentlichen Äußerungen etwa des ehemaligen Bundesverfassungsgerichtspräsidenten Zeidler („ein solcher Keim sieht doch nicht viel anders aus als eine Himbeere"), aber auch von manchen Molekularbiologen („sie ist unter dem Mikroskop nicht von anderen Säugetiereiern zu unterscheiden")[3], zeigen die Denkweise.

Und das nun als These formuliert: Solange sich die Naturwissenschaften als spezialisierte Handlungsweisen letzten Endes in Analogie und mit Bezug auf das ärztliche Handeln verstanden haben − Descartes hatte sie ausdrücklich *so* konzipiert −, solange sie also theoretisch wie praktisch rückbezogen und zugleich legitimationsbedürftig sind durch die Sphäre des Humanum, solange braucht einem um die Ethik in der Medizin nicht bange zu sein.

Wenn hingegen die Medizin dazu übergehen sollte, sich selbst nur noch als ebenso komplexen wie diffusen Schnittbereich der vermeintlich objektiven und exakten Naturwissenschaften Physik, Chemie, Biologie auffassen zu wollen, dann ist keine der Maximen mehr „primum" oder „suprema lex". Ein Medizin-Nobelpreisträger hat das in einem Interview schön formuliert:

„Wer Medizin studiert, um Menschen zu helfen, sollte besser gleich in die Heilsarmee eintreten. Was die Medizin braucht, sind verdammte, kleine Egoisten, die eine große Karriere machen wollen."

3. Medizin und Transzendenz

Da die Gretchenfrage, wie die Medizin es denn mit der Transzendenz halte, das Verhältnis von Medizin und Naturwissenschaft noch einmal in einem neuen Licht erblicken läßt, möchte ich das bereits mehrfach erwähnte Zitat „Die Medizin wird Naturwissenschaft sein, oder sie wird nicht sein" mit einer Gegenthese bestreiten:

„Die Medizin wird ihre transzendente Dimension erinnern müssen, oder sie wird nicht mehr Medizin sein" (genauer: oder die Humanmedizin wird übergehen in die Veterinärmedizin der ansonsten in keiner Weise besonderen „species homo sapiens").

Der Ausdruck „transzendente Dimension" wurde mit Bedacht gewählt. Früher hätte man einfacher von der Religion gesprochen, oder noch direkter von Gott, d. h. von der göttlichen Dimension, die dem recht gefaßten Bild des Menschen eignet. Die Ebenbildlichkeit des Menschen mit Gott war es ja gerade, welche die Heiligkeit und Unantastbarkeit des Menschen in seiner Würde garantierte − und zwar aller Menschen, nicht nur der Christen. Diese Dimension ist es zugleich, welche die Freiheit und die Würde des Menschen dem Zugriff von Mehrheiten entzieht. Es sind häufig gerade diejenigen Menschen, die in einem starken Glauben leben, welche dann sowohl als Ärzte, als Krankenschwestern, als Krankenpfleger oder auch als Mitpatienten andere Patienten trösten können. Und es sind ebendieselben, von denen in der Diskussion mehrfach die Rede war, welche für ein gutes Klima in einer Abteilung im Krankenhaus sorgen können, weil „den Menschen zu lieben um Gottes willen" ein Gebot darstellt, das nicht

---

[3] W. Lenz. In: Gentechnologie − Chancen und Risiken. Ethische und rechtliche Probleme. München (Schweitzer) 1984.

kommensurabel mit materiellen Entlohnungen ist. Nietzsche hatte übrigens diese Menschenbestimmung des Christentums ausdrücklich als höchste hervorgehoben: daß der Mensch nicht um seiner selbst, sondern nur um eines höheren willen geliebt werden könne (KSA 5,79). Es ist auch nur aus der abendländischen Tradition heraus verständlich, daß die Krankenschwester „Schwester" heißt, Schwester in Christo. Es ist heutzutage keine Trivialität mehr, zu behaupten, daß der Trost für einen Moribundus letztlich nur mit dem Verweis auf die Transzendenz, auf die Religion, auf das Göttliche gelingen kann. Ohne sie sind Leiden und Qual und vor allem der Tod sinnlos. Voltaires „Candide" tröstet den Sterbenskranken zwar auch, und zwar damit, daß er ihm verheißt, eines Tages werde er eine schöne Schubkarre Kompost abgeben. Ein solcher Trost gelingt vermutlich aber nur bei einem gesunden Vierzigjährigen, der ein schönes Glas Wein vor sich stehen hat, denn es gilt der schöne Satz von Odo Marquard: „Die Mortalitätsrate bei der Gattung Mensch beträgt, auf längere Sicht gesehen, hundert Prozent."

Die Verkürzung des Verhältnisses Arzt-Patient um die Dimension des Todes und um die Beziehung beider auf das Unbedingte, Göttliche, macht aus der Medizin eine tragische Farce, weil sie auf lange Sicht den Wettlauf gegen den Tod ja immer verlieren muß − tragisch im Sinne der goetheschen Definition des Unterschiedes von Tragödie und Komödie: Sterben will keiner, aber heiraten will jeder (Maximen und Reflexionen). Heiraten muß allerdings nicht jeder, wohl aber muß jeder sterben. Die Medizin, die sich dessen bewußt ist, weiß auch, daß sie sich auf dem schwierigen Kurs zwischen der Szylla „Aktivismus" und der Charybdis „Zynismus" befindet. Ohne die Orientierung am Unbedingten und ohne die daraus resultierende Gelassenhat scheinen mir „salus aegroti" wie „salus medici" hier oder dort scheitern zu müssen.

Die Dimension des Unbedingten in der Medizin kommt auch im hippokratischen Eid zum Vorschein, und nicht von ungefähr sind die Versuche allgegenwärtig, ihn zu modifizieren oder abzuschaffen.[4]

„Salus aegroti" ohne die Dimension des Unbedingten fassen zu wollen, bedeutet, nicht mehr zu verstehen, was Sokrates mit dem bekannten Satz meinte, daß es für einen Verbrecher besser wäre, er wäre am Tag des geplanten Verbrechens krank und somit an dessen Ausführung verhindert. Es würde bedeuten, den Satz aus der Bibel nicht mehr zu verstehen: „Was hülfe es dem Menschen, wenn er die Welt gewänne und dabei an seiner Seele Schaden litte." Auf die kürzeste Formel gebracht: Ohne Gott ist alles sinnlos, sogar die Medizin.

Es gilt bei der Erörterung dessen, was „salus aegroti" bedeutet, das Menschenbild in der Medizin zu reflektieren, denn mit ihm steht und fällt ihre Humanität. Dies ist ein eminentes pädagogisches Problem, dem sich die Medizin genauso wie die Philosophie zu stellen hat.

Anmerkung: Die Abkürzung KSA steht, wie üblich, für die Kritische Studien-Ausgabe der Sämtlichen Werke von Friedrich Nietzsche, hrsg. von G. Colli und M. Montinari, 15 Bde. München (dtv) 1980.

---

[4] A. v. Aretin: Grundzüge des Eides. In: Wiener Medizinische Wochenschrift. 140 (1990), Beilage S. 5−7.

Kommentar zur Maxime „Salus aegroti suprema lex" aus ökonomischer Sicht

K. Wieland

„Das Wohl des Kranken ist oberstes Gebot" – kaum eine der vier ärztlichen Maximen, die Gegenstand dieser Tagung sind, eignet sich besser für einen Kommentar aus ökonomischer Sicht. Denn sind es doch gerade Ökonomen, die sich im Rahmen ihrer Wissenschaft intensiv mit dem „Wohl" der Menschen, sowohl bezogen auf das Individuum als auch im Hinblick auf Kollektive, beschäftigen. Nur verwendet der Ökonom im allgemeinen hierfür die Begriffe *Nutzen* und *Wohlfahrt* – also ökonomische Termini technici, die in der Medizin eher nicht zur Standardterminologie gehören.[1] Seit geraumer Zeit gehört auch das Gesundheitswesen zu den Forschungsfeldern der Ökonomie,[2] wobei in jüngster Vergangenheit die medizinische Ethik ebenfalls zum Untersuchungsgegenstand der Gesundheitsökonomie geworden ist[3] In diesem Sinne werden im vorliegenden Kommentar die aus gesundheitsökonomischer Sicht relevant erscheinenden Ausführungen von Herrn Dilling und von Herrn Mangold als Thesen zusammengefaßt und erörtert.

These 1

Der niedergelassene Arzt, insbesondere der Hausarzt, nimmt innerhalb unseres Gesundheitswesens *die* zentrale Stellung ein.

Auf diesen Umstand wurde im gesundheitsökonomischen Schrifttum bereits mehrfach hingewiesen.[4] Infolge der strikten Trennung zwischen ambulantem und stationärem Sektor wird die ambulante medizinische Versorgung der Bevölkerung fast ausschließlich durch niedergelassene Ärzte durchgeführt. Bei Krankheit und körperlichen Beschwerden ist der niedergelassene Arzt die erste und damit wichtigste Anlaufstelle des Gesundheitswesens. Der frei praktizierende Arzt steuert nicht nur die Patientenströme innerhalb des Gesundheitswesens, sondern determiniert auch in erheblichem Maße dessen Zielsetzung (z. B. kurative versus präventive Medizin), dessen konkrete organisatorische Ausgestaltung und die Arzt-Patient-Beziehung.[5] Maßnahmen, die zur Steigerung der Effizienz des Ge-

---

[1] Parallelen zwischen Medizin und Ökonomie werden von Holler (1989) aufgezeigt.
[2] Zum aktuellen Stand der Spezialdisziplin Gesundheitsökonomie siehe Andersen und Schulenburg (1989).
[3] Siehe Wieland (1988) und verschiedene Beiträge in Wieland (1989).
[4] Beispielsweise Wieland (1988, S. 51 ff.) und die dort angegebene Literatur.
[5] Vgl. Rosenberg (1975, S. 17).

sundheitswesens durchzuführen sind, wie beispielsweise Änderungen der Organisationsstruktur oder die Einführung ökonomischer Anreizmechanismen, müssen deshalb nicht nur beim Patienten ansetzen (wie z. B. finanzielle Selbstbeteiligung), sondern auch auf das Verhalten des Arztes (z., B. das Verschreibungsgebaren oder die Einweisungen in den stationären Sektor) abstellen.

These 2

Die Maxime „salus aegroti suprema lex" stellt den Arzt häufig vor *Entscheidungsprobleme* in Form von Gewissensentscheidungen oder bringt ihn sogar in Gewissensnöte.

Zur Erklärung menschlichen Verhaltens berufen sich Ökonomen im allgemeinen auf die Rationalitätshypothese, d. h. nach ihrer Auffassung wägen Individuen zwischen verschiedenen Alternativen auf rationale Weise ab, wobei die Menschen, motiviert durch ihr Eigeninteresse, ihren Nutzen maximieren. Nun ist die Arzt-Patient-Beziehung gerade dadurch gekennzeichnet, daß der Arzt nicht (nur) im Sinne seines Eigeninteresses, sondern – gemäß der hier zu behandelnden Maxime – auch oder gegebenenfalls ausschließlich im Sinne des Patientenwohls entscheidet oder entscheiden soll. Allerdings: „alles hat seinen Preis", und demzufolge ist auch die Freiheit der ärztlichen Entscheidung nicht kostenlos. Denn bedingt durch die ärztliche Ethik entstehen dem Arzt gelegentlich „psychische Kosten".

In diesem Zusammenhang sei auf einen von P. Koslowski (1983) unterbreiteten Vorschlag hingewiesen. Dieser Vorschlag sieht die Einführung einer „Ärztlichen Entscheidungslehre" in die Ausbildung des Arztes vor. Ärztliche Ethik bestünde danach unter anderem auch in der Anwendung entscheidungstheoretischer Instrumente auf ärztliches Handeln. Dadurch kann zwar dem Arzt nicht die eigene Entscheidung abgenommen werden, aber die Situation würde für ihn transparenter, was letztlich auch seine psychischen Kosten reduzieren würde. Und last but not least können damit berufsethisch motivierte Entscheidungen auf eine rationale Grundlage gestellt werden.

These 3

Ärztliche Entscheidungen sind komplex in dem Sinne, daß der Arzt nicht nur das Wohl des Patienten, sondern auch ein wohlverstandenes Eigeninteresse berücksichtigt.

Nach Ansicht der Ökonomen verhalten sich die Individuen generell egoistisch. Diese Sichtweise schließt auch die Ärzte und ihr Verhalten mit ein. Infolgedessen werden im Rahmen ökonomischer Analysen des Arztverhaltens des öfteren ärztliche Nutzenfunktionen formuliert. Diese enthalten häufig die Größen „Einkommen" und „Freizeit" als unabhängige (nutzenstiftende) Variablen. Um dabei der besonderen Situation des Arztes Rechnung tragen zu können, wird gelegentlich auch eine *Ethikvariable* in die ärztliche Zielfunktion aufgenommen. Diese Ethikvariable wird unterschiedlich operationalisiert, z. B. als aggregierte Überlebenswahrscheinlichkeit der Patienten[6] oder als Behandlungserfolg (Gesundheitsstatus).[7] Zwar ist die Aussagekraft dieser modelltheoretischen Ansätze begrenzt – nicht zuletzt deshalb, weil die Operationalisierung der Berufsethik kaum den ärztlichen Idealvorstellungen von „salus aegroti" entsprechen dürfte. Gleichwohl sollte man diesen Ansätzen der ökonomischen Analyse des Arztverhaltens nicht ihre Berechtigung absprechen, zeigten doch die Ausführungen von Herrn Dilling und Herrn Mangold, daß die Bestimmung von *salus* auch aus ärztlicher Sicht ungeklärte Fragen aufwerfen kann.

Doch zurück zur Ausgangsthese: Danach verhalten sich Ärzte egoistisch und altruistisch zugleich. Die Ausprägungen dieses Verhaltens finden sich auf einem modelltheoretisch darstellbaren Spektrum, an dessen einem Ende extremer Egoismus und am anderen Ende extremer Altruismus stehen.[8] Im letzteren Fall macht sich der Arzt die Nutzenfunktion des Patienten vollständig zu eigen. Auf welchem Punkt des Verhaltensspektrums sich der Arzt letztlich befindet, hängt von der jeweiligen Situation ab und wird im einzelnen bedingt durch die Schwere der Erkrankung, die persönliche Beziehung zum Patienten, das Ausmaß des Leidens usw. Die Funktion der Berufsethik liegt darin, im Rahmen der professionellen Sozialisation des Arztes den ethisch vertretbaren Sektor innerhalb des gesamten Spektrums – unter Berücksichtigung der jeweiligen Umstände – einzugrenzen bzw. festzulegen.

These 4

Bezüglich des Absatzes von Arztleistungen ist die Arzt-Patient-Beziehung im Gegensatz zu herkömmlichen Tauschbeziehungen (Markttransaktionen) durch technologische und ökonomische Besonderheiten gekennzeichnet, die eine Berufsethik begründen.

Zur Erörterung dieser These wird auf folgende Aspekte der Arzt-Patient-Beziehung Bezug genommen:[9]

1. Integrative Beziehung

Nach Boulding (1976) kann man drei Arten sozialer Beziehungen unterscheiden: Tausch-, Droh- und integrative Beziehungen. Tauschbeziehungen stellen den zentralen Untersuchungsgegenstand der Ökonomie dar. Sie basieren auf dem do-ut-des-Prinzip, d. h. sie funktionieren nach dem Motto „gibst du mir etwas,

---

[6] Siehe Zweifel (1982).
[7] Siehe Schulenburg (1981).
[8] Zur formalen Darstellung siehe Gabisch (1985).
[9] Zum folgenden siehe Wieland (1988).

das ich möchte, so gebe ich dir etwas, das du möchtest". Während die Drohbeziehung der Formel „Du tust etwas, das ich will, oder ich tue etwas, das du nicht willst" folgt, beruhen integrative Beziehungen auf folgendem Grundsatz: „Das, was du willst, will ich auch." Diese Art von Beziehungen ist sehr heterogen. Sie basiert auf Liebe, Glauben (Überzeugungen) und Indoktrination. Wesentliches Merkmal integrativer Beziehungen ist, daß sie „... Gemeinschaft, persönliche Identität, internalisierte Rollenmotivation, die Legitimierung von Autorität und ähnliches hervorbringen".[10] Das Konzept der integrativen Beziehungen ist weit gefaßt und enthält eine Reihe von Ausprägungen, wie z. B. die Institutionen Schule, Kirche und Familie. Offenkundig fällt auch die Arzt-Patient-Beziehung in diese Kategorie. Denn auch im Rahmen dieser Beziehung stehen persönliche Identität und Rollenmotivation im Vordergrund. Damit wird nicht behauptet, die Arzt-Patient-Beziehung sei völlig frei von Tausch- und Drohelementen; nur spielen diese eine eher untergeordnete Rolle.

2. Transaktionskosten

Transaktionskosten sind Kosten der Herbeiführung und Durchsetzung einer Transaktion. Sie resultieren aus Informationsbeschaffung und -verarbeitung, Verhandlungsprozessen, Spezifizierung von Vereinbarungen, Überwachung, Sanktionierung der Durchführung, Anpassung unvollkommen spezifizierter Inhalte an neue Situationen.[11] Insbesondere aufgrund von Unsicherheit des Patienten können im Rahmen der Arzt-Patient-Beziehung hohe, gegebenenfalls prohibitiv hohe Transaktionskosten entstehen. Eine Berufsethik macht viele der oben erwähnten Aktivitäten überflüssig oder weniger relevant; mit der Folge, daß Transaktionskosten reduziert werden.

3. Qualitätsunsicherheit

Zu Beginn der sechziger Jahre stellte der amerikanische Ökonom und Nobelpreisträger Kenneth Arrow (1963) die These auf, daß im Gesundheitswesen aufgrund verschiedener Arten von Unsicherheit Marktversagen vorliege, zu dessen Überwindung sich nichtmarktliche Institutionen – wie beispielsweise eine ärztliche Berufsethik – herausbildeten. Von besonderer Bedeutung ist dabei die Unsicherheit der Patienten bezüglich der Qualität der Arztleistungen. Diese Qualitätsunsicherheit der Patienten resultiert daraus, daß sie die Qualität der Arztleistungen erst nach der Inanspruchnahme oder überhaupt nicht feststellen können. Aus der Informationsökonomie ist bekannt, daß, sofern kein intakter Wiederholungskäufemechanismus eine marktendogene Qualitätssicherung herbeiführt, Märkte mit unvollkommener Qualitätsinformation der Nachfrager dazu tendieren, auf das unterste Qualitätsniveau abzusinken oder erst gar nicht existieren (Marktversagen).[12] Der erwähnte Mechanismus funktioniert derart,

---

[10] Boulding (1976, S. 27).,
[11] Vgl. Gäfgen (1984, S. 52).
[12] Akerlof (1970) hat dies in seinem als klassisch zu bezeichnenden Aufsatz untersucht.

daß die Konsumenten bei Zufriedenheit den gleichen Anbieter in Zukunft wieder aufsuchen werden, während sie bei Unzufriedenheit zu anderen Anbietern abwandern werden. Im langfristigen Marktgleichgewicht setzt sich dann unter bestimmten Bedingungen gute Qualität marktendogen durch.[13]

Im Rahmen der Arzt-Patient-Beziehung greift dieser Mechanismus jedoch aus folgenden Gründen nicht: a) Aufgrund des stochastisch multifaktoriellen Zusammenhangs zwischen medizinischen Leistungen als Input und der Gesundheit als Output des Gesundheitsproduktionsprozesses können Arztleistungen häufig nicht nach der Inanspruchnahme bezüglich ihrer Qualität, d. h. im Hinblick auf den Behandlungserfolg, beurteilt werden. Der Heilungserfolg hängt nämlich nicht nur von der konsumierten Menge und Qualität der Arztleistungen ab, sondern auch von anderen Determinanten, die mit der Person und dem Verhalten des Patienten verknüpft sind (z. B. Umweltbedingungen, Selbstheilungskräfte des Körpers, compliance des Patienten).

b) Zahlreiche Arztleistungen werden nicht regelmäßig, sondern nur gelegentlich oder vielleicht nur einmal benötigt, so daß es zu keinen oder nur wenigen Wiederholungskäufen kommt und der Patient deshalb keine Erfahrungen aufbauen kann. c) Gerade eine erfolgreiche medizinische Behandlung führt dazu, daß in Zukunft weniger oder keine Folgekonsultationen erforderlich sein werden. d) Ist die Behandlungsqualität extrem schlecht und stirbt infolgedessen der Patient, so entfallen ebenfalls weitere Arztkonsultationen.

4. Sachwalterrolle

Zwischen Arzt und Patient besteht ein signifikantes Informationsgefälle hinsichtlich der für die Behandlung relevanten Gesundheitsproduktionstechnologie. Der Patient delegiert deshalb die Entscheidungen bezüglich Diagnose und Therapie an den Arzt. Dies impliziert, daß der Arzt für den Patienten die Rolle des Sachwalters einnimmt. Dabei transformiert der Arzt die Primärnachfrage des Patienten nach Gesundheit in eine Sekundärnachfrage nach medizinischen Leistungen. Da der Patient nun keine autonomen Entscheidungen trifft, liegt, anders als auf herkömmlichen Märkten, *keine Konsumentensouveränität* vor. Ferner kann der Arzt die Präferenzen des Patienten verändern, was ebenfalls die Konsumentensouveränität außer Kraft setzt. Diese ist jedoch eine wichtige Voraussetzung für die optimale Funktionsweise eines Marktsystems.

In diesem Sinne weicht die Arzt-Patient-Beziehung mithin wesentlich von einer herkömmlichen Markttransaktion ab. Besonders deutlich tritt dies an den von Herrn Dilling dargelegten Beispielen aus der Psychiatrie hervor, wo der Arzt infolge der Berufsethik ohne Zustimmung des Patienten oder sogar gegen dessen Willen tätig werden muß.

Aus der Sachwalterrolle des Arztes können unter anderem folgende Probleme resultieren:

− Nimmt der Arzt die Rolle des *vollkommenen* Sachwalters ein, der das Wohl des Patienten als oberstes Gebot ansieht, so müßte er eigentlich die Präferenzen des

---

[13] Siehe hierzu Klein und Leffler (1981).

Patienten genau kennen. Es ist aber davon auszugehen, daß in der Realität dem Arzt diese Präferenzen – trotz Patientenaufklärung – häufig nicht bekannt sind. Deshalb wird er in diesen Fällen so entscheiden müssen, *als ob* er die Patientenpräferenzen kennen würde. Offenkundig handelt es sich hierbei um ein Informationsproblem, das grundsätzlich nicht beseitigt werden kann.

– Der Arzt bestimmt infolge der delegierten Patientenentscheidungen simultan über Angebot und Nachfrage nach seinen Leistungen. Wenn zusätzlich produzierte Leistungen, die nicht kontraindiziert sind, dem Arzt einen ökonomischen Vorteil bringen, dann kann dies zu einer Expansion an abgerechneten, medizinisch nicht erforderlichen Arztleistungen führen. Zahlreiche Ökonomen sehen in diesem Verhalten, das in der Gesundheitsökonomie als These von der *anbieterinduzierten Nachfrage* diskutiert wird, eine Ursache für Fehlsteuerung und Ineffizienz im Gesundheitswesen. Allerdings ist zu konzedieren, daß empirische Untersuchungen zur anbieterinduzierten Nachfrage bislang keine eindeutigen Ergebnisse hervorbrachten.[14]

These 5

Es gibt keine allgemeine Definition, kein operationales Maß für „salus aegroti". Der Arzt muß sich immer an den Gegebenheiten des konkreten Einzelfalles orientieren.

Arztleistungen stellen einen Inputfaktor für die Produktion von Gesundheit dar. Nicht die medizinischen Güter als Inputs, sondern die Gesundheit als Output stiften dem Patienten Nutzen. Gerade die zuvor dargelegten ökonomischen und technologischen Besonderheiten von Arztleistungen (Qualitätsunsicherheit und Delegationsbeziehung) führen auf der Ebene der Arzt-Patient-Beziehung (Mikroebene) dazu, daß die Definition von „salus aegroti" im konkreten Einzelfall aus Sicht des Arztes Probleme aufwirft. Das schließt jedoch nicht aus, daß Patienten (gelegentlich) auch selbst wissen, was für sie gut ist. Deshalb sollten marktwirtschaftliche Elemente (z. B. Selbstbeteiligung) in den Bereichen des Gesundheitswesens, wo autonome Nachfragentscheidungen des Patienten möglich sind, stärker als bisher eingesetzt werden.

Auf der Ebene des Gesundheitswesens (Makroebene) kommt man jedoch aus wissenschaftlicher und gesundheitspolitischer Sicht nicht umhin, im Hinblick auf eine individuelle und gesellschaftliche Wohlfahrtsoptimierung, operationale Outputgrößen (Wohlfahrtsindikatoren) zu definieren. Dabei macht es angesichts der Endlichkeit menschlichen Daseins wenig Sinn, die Lebenserwartung oder die Überlebenswahrscheinlichkeit als (einziges) Wohlfahrtsmaß zu verwenden. Auch die Beschränkung auf Inputgrößen (z. B. Anzahl der Krankenhausbetten pro tausend Einwohner) wäre nicht sinnvoll. Vielmehr geht es sowohl auf Mi-

---

[14] Während Adam (1983) die These von der anbieterinduzierten Nachfrage weder bestätigt noch widerlegt fand, wies Breyer (1984) nach, daß anbieterinduzierte Nachfrage existiert.

kro- als auch auf Makroebene darum, mit Hilfe ärztlicher Behandlung den Patienten den Lebensgenuß in Gestalt schmerz- oder leidensfrei verbrachter Tage wieder zurückzugewinnen und/oder die Arbeitsfähigkeit wieder herzustellen.

Literatur

1. Adam, H.: Ambulante ärztliche Leistungen und Arztdichte, Berlin: Duncker und Humblot, 1983.
2. Akerlof, G.: „The Market for ‚Lemons‘: Quality Uncertainty and the Market Mechanism", Quarterly Journal of Economics, 84 (1970) S. 488–500.
3. Andersen, H. H., J.-M. Graf von der Schulenburg: Gesundheitsökonomie; Disziplinen – Forschungsfelder – Pespektiven, Discussion Paper FS IV 89–9, Wissenschaftszentrum Berlin für Sozialforschung 1989.
4. Arrow, K. J.: „Uncertainty and the Welfare Economics of Medical Care", American Economic Review, 53 (1963), S. 941–973.
5. Boulding K.: Ökonomie als Wissenschaft, München: Piper, 1976.
6. Breyer, F.: Die Nachfrage nach medizinischen Leistungen. Eine Analyse von Daten aus der Gesetzlichen Krankenversicherung, Berlin – Heidelberg – New York – Tokyo: Springer, 1984.
7. Gabisch, G.: „Egoismus, Altruismus und ökonomische Effizienz", in: G. Enderle (Hrsg.): Ethik und Wirtschaftswissenschaften, Schriften des Vereins für Socialpolitik, NF 147, Berlin: Duncker und Humblot, 1985, S. 85–109.
8. Gäfgen, G.: „Entwicklung und Stand der Theorie der Property Rights. Eine kritische Bestandsaufnahme", in: M. Neumann (Hrsg.): Ansprüche, Eigentums- und Verfügungsrechte, Schriften des Vereins für Socialpolitik, NF 140, Berlin: Duncker und Humblot, 1984, S. 43–62.
9. Holler, M. J.: „Ethik, Ökonomie, Arbeit und der Triumph der Medizin", in: K. Wieland (Hrsg.): Homo oeconomicus V: Medizin, Ethik und Rationalität, München: Accedo, 1989, S. 41–63.
10. Klein, K., K. B. Lefeler: „The Role of Market Forces in Assuring Contractual Performance", Journal of Political Economy, 89 (1981), S. 615–641.
11. Koslowski, P.: „Lebensverlängerung. Nebenwirkungen und Grenzen der ärztlichen Behandlungspflicht aus philosophischer und ökonomischer Sicht", in: P. Koslowski, Ph. Kreuzer, R. Löw (Hrsg.): Die Verführung durch das Machbare. Ethische Konflikte in der modernen Medizin und Biologie, Stuttgart: S. Hirzel, 1983, S. 83–100.
12. Rosenberg, P.: Möglichkeiten der Reform des Gesundheitswesens in der Bundesrepublik Deutschland, Göttingen: Otto Schwartz & Co., 1975.
13. Schulenburg, J.-M. Graf von der: Systeme der Honorierung frei praktizierender Ärzte und ihre Allokationswirkungen, Tübingen: J. C. B. Mohr, 1981.
14. Wieland, K.: Ökonomische Aspekte einer ärztlichen Ethik, München: Holler, 1988.
15. Wieland, K. (Hrsg.): Homo oeconomicus V: Medizin, Ethik und Rationalität, München: Accedo, 1989.
16. Zweifel, P.: Ein ökonomisches Modell des Arztverhaltens, Berlin – Heidelberg – New York: Springer, 1982.

Diskussion zu „Salus aegroti suprema lex"

Leitung: G. Wieland
Bericht: S. Poliwoda

Im Zusammenhang mit dem Referat von *Dilling* fragte *Vossenkuhl* nach den Motiven für das Einsichtigmachen der Krankheit, inwieweit hier eine Bewußtseinsöffnung auf seiten des Patienten erreicht werden könne. *Dilling* fügte zunächst an, daß für den Bereich der endogenen und körperlichen Psychosen ein naturwissenschaftliches Modell das Hintergrundwissen bringen werde. Was die Einsicht des Patienten in die Krankheit anbetreffe, so werde diese nach medikamentöser Behandlung von allein vermittelt und sei umgekehrt bei einem Rückfall in die Psychose nicht mehr feststellbar. Psychogene Störungen seien hiervon nicht betroffen.

Der Begriff „salus", so *Krings,* sei aus der Patientenperspektive nicht mit Gesundheit identisch, da viele Menschen mit einer Beeinträchtigung sehr wohl leben. Eine vollkommene Gleichsetzung von „salus" und Gesundheit sei ein utopisches Ziel. Denn die „salus" habe viele Teile. Ebenso sollte nicht versucht werden, diese exakt zu definieren, da jede Definition irgendeine Perspektive notwendig ausschließen müsse, was ohne Legitimation geschehe. Vielmehr müsse der Begriff der „salus" singulär gewonnen werden; der Arzt werde von sich aus ein Konzept der „salus" bilden können. Inhaltlich sei die „salus" individuell aus verschiedenen Komponenten zusammengesetzt. Die Konzeptbildung geschehe integrativ, nicht aber systematisch. Was den Unterschied zwischen den vier Maximen betreffe, so könne man zunächst ganz formal feststellen, daß die ersten beiden Maximen ein „primum" und die anderen beiden ein „suprema lex" voranstehen hätten. Daraus sei aber keine Rangordnung der Maximen zu folgern, sondern vielmehr bedeute das „primum": zunächst und in erster Linie. Auf das „utilis" angewandt bedeute dies: in erster Linie nützen, in zweiter unter Umständen darauf verzichten. Das „suprema lex" dagegen bedeute nicht „in erster Linie", sondern habe eine andere innere Struktur, deren Inhalt und Bestimmung in diesem Fall die „salus" sei.

Dilling fragte, wann die Maximen in dieser Vierheit das erste Mal erwähnt seien. *Toellner* erwiderte, daß sie in dieser Zusammenstellung historisch überhaupt nicht aufträten, analog der Benediktinerregel des „ora et labora". Die Interpretation des „primum" von *Krings* treffe genau die Aussage aus dem sechsten Epidemienbuch. Demgegenüber sei die „voluntas" eine Interpretation der Neuzeit, die den Menschen als autonomes Wesen zur Voraussetzung habe. Die Maximen könnten sich gegenseitig einschränken; zwar erwiesen sie sich als begründbar, das aber sei nicht die Aufgabe des Arztes. Außerdem könnten sie noch weiter auf konkretere Submaximen gebracht werden. Ärztliche Ethik könne nur eine Ethik der ärztlichen Handlung bedeuten, und dafür sei die Wiederentdeckung resp. Rehabilitation der ärztlichen Kasuistik entscheidend. Die Diskussion der Fragen müsse entlang dieser Fälle geführt werden.

Meran fügte an, daß in diesem Fall kein „primum" mehr voranstünde, und *Wuermeling* gab zu bedenken, ob es nicht vielmehr „salus populi suprema lex" heißen müsse.

Auf *Vossenkuhls* Eingangsfrage antwortete *Mangold,* daß bis zu 30% aller Patienten an einer psychischen Krankheit litten. In diesem Fall sei die Einsichtsvermittlung das Differentialdiagnostikum schlechthin.

Schwemmle fragte nach, ob die Behandlung endogener Psychosen leichter als die von Neurosen sei? *Dilling* darauf: die Unterscheidung von Kern- und Randneurosenbehandlungen sei zum einen unsicher, zum anderen lägen feststehende Daten hier nicht vor, was die Behandelbarkeit anbetreffe. Im Bereich tieferer Neurosen aber dauere die Behandlung tatsächlich länger.

Mangold betonte, daß die Relevanz des Hausarztes kaum zu überschätzen sei: 0,1 bis 0,5% aller Kranken würden in Universitätskliniken, 5% in Krankenhäusern, jedoch 95% ambulant in den Praxen behandelt.

Bierich ergänzte hierzu, daß bezüglich eines effektiven Therapieanspruchs die Hospitalisierung in der Psychiatrie eher auf eine uneffektive Psychiatrie hinweise. Einzige Lösung in diesem Bereich könne sein, daß die riesigen Anstalten aufgelöst werden. Darüber hinaus stelle sich die Frage, ob unter die bekannten Risiken bei einer frühzeitigen Entlassung auch das Suizidrisiko falle. *Dilling* erklärte dazu, daß er eine 70jährige Patientin mit Depressionen hatte, die schon seit längerem bei ihm in Behandlung gewesen sei. Es ging ihr um einiges besser, so daß er ihrem erstmalig geäußerten Wunsch, am Wochenende nach Hause zu fahren, entsprach. Am Sonntag erreichte ihn ein Telefonanruf, daß sie sich vom Dach eines Hotels in den Tod gestürzt habe. Das Suizidrisiko tauche immer wieder auf: Insofern könne die Hospitalisierung auch als etwas Positives angesehen werden, zumal wegen der dabei nicht geforderten, zunehmend fehlenden Verantwortung auf seiten des Patienten. Folge davon sei, daß beim Patienten der Wille, entlassen zu werden, mit der Zeit immer geringer werde. Dennoch würden Familienpflegekonzepte, Tageskliniken etc. in der Sozialpsychiatrie entwickelt. *Wuermeling* fügte hinzu, daß auch aus der Sicht der Rechtsmedizin eine hohe Suizidanz in therapeutischen Einrichtungen zu beobachten sei. *Mangold* entgegnete, daß es vielerlei Arten von Selbsthilfegruppen ehemaliger Klinikpatienten gebe. *Dilling* nannte als Beispiel die „Brücke", in der 150 chronisch Kranke sich selbst betreuen und sich als eine Art „Club" verstünden.

P. Koslowski plädierte für den Vorrang der häufigsten Regel, und zwar der der „salus aegroti". Denn diese fordere eine Transzendenz in Hinsicht auf das Selbstinteresse der Patienten von diesen selbst ein: die Kranken müßten dann ein unmittelbares Wollen unter einen Reflexionsgesichtspunkt der Pflicht stellen. Diesbezüglich stehe die „voluntas" in einem kontradiktorischen Verhältnis zur „salus". Daraus folge, daß die „voluntas" notwendige Bedingung des Wohles sein resp. werden müsse. Erhellend für das Verständnis sei hier der Begriff des Sachwalters: aus der Parlamentarismustheorie sei bei Burke die Unterscheidung von Treuhänder und Mandatur entwickelt worden. Der Arzt sei in diesem Sinne Treuhänder, der letzten Endes nichts gegen die Volltreuhand des Patienten ausrichten könne. Daraus folge, daß die „voluntas" in dieser Form falsch sei. Die Selbstbindung des Willens sei aus anderen Bereichen bekannt: für das Arzt-Patienten-Verhältnis bedeute das aber, daß sich der Patient nicht in Treuhand an den Arzt binde, daß er nicht seinen Willen aufgebe.

In bezug auf die Viererkonstellation der Maximen ergänzte *L. Koslowski,* daß diese aus der reinen Berufserfahrung begründet sei zum einen, zum anderen aus der Vorhersehbarkeit und zur Provokation von Widersprüchen auf dieser Tagung. Auf das Statement von *P. Koslowski* erwiderte er, der Arzt habe ein imperatives Mandat.

P. Koslowski konstatierte einen Präferenzunterschied in der Relation von Arzt und Patient. Zunächst sichere der Wissensvorsprung von seiten des Arztes dessen ärztliche Präferenz. Daraus ergebe sich sowohl eine Prestigefrage als auch ein Machtverhältnis gegenüber dem Patienten. Das Herz für den Patienten sprechen zu lassen, führe auch nicht immer zu einem guten Ergebnis, wie *Dilling* mit dem Beispiel der depressiven Patientin gezeigt habe. Es gebe für den Arzt die Gefahr, das Unmögliche zu wollen, dem wiederum zugrunde liege, daß wir verlernt hätten, mit Störungen zu leben.

Auf das Statement von *P. Koslowski* erwiderte *Krings,* daß es zwar eine Wechselbeziehung von „salus" und „voluntas" gebe, aber keine mißverständliche Rangordnung. Die „voluntas" sei immer undispensables Element der „salus".

Steinvorth vertrat die Ansicht, daß es keine Harmonisierbarkeit der vier Maximen gebe: dadurch entstehe der Konflikt des Wählenmüssens, welche der sich widersprechenden Positionen der Risikoverminderung oder des Eingehens eines größeren Risikos mit größerem Erfolg vorgezogen wird, hier in bezug auf das von *Dilling* angeführte Beispiel; in der Chirurgie dagegen habe die Risikoverminderung die größere Bedeutung. *Bierich* fügte hinzu, daß in den Vereinigten Staaten dieses Problem unter der Ägide der Juristen anders beurteilt werde. Durch die dortige Häufung der Haftpflichtprozesse käme es zu einer Kommerzialisierung des Risikos. *Spaemann* wies darauf hin, daß es eine psychiatrische Klinik gebe, in der die Patienten frei seien in ihrem Tun, unter bewußter Eingehung des Suizidrisikos von seiten der Ärzte, zugunsten der Lebensqualität der Patienten. Ein Suizid nach Jahren werde dann als natürlicher Tod gewertet.

Dilling argumentierte dagegen, daß es Prozesse um Suizide gegeben habe, bei denen der Stationsarzt hierfür verantwortlich gemacht worden sei. Solange kein Prozeß mit Verurteilung stattfinde in einer solchen Einrichtung, ginge dieses Projekt wohl gut, jedoch sei den Ärzten durch die Gerichte eine solche restriktive Psychiatrie auferlegt worden.

Poliwoda bestätigte *Steinvorth* in seiner Einschätzung, denn gerade in der Onkologie müsse der Patient bezüglich einer möglichen Option auf Heilung durch eine Schadenszone, z. B. in Form einer Chemotherapie, hindurch.

Löw schloß sich der Kritik von *P. Koslowski* und der These von *Krings* an. „Salus" und „voluntas" seien nicht gleichrangig, was *Krings* auch einräume, wenn er bei der „voluntas" auf das Element-Sein der „salus" hinweise. Gleichwohl könne und müsse die Maxime der „salus", selbst beim unvernünftigsten Willen oder bei seiner Nicht-Feststellbarkeit (oder Nicht-Vorhandensein), berücksichtigt werden. Um einen Konflikt zwischen „salus" und „voluntas" (und den anderen) zu vermeiden, sollte man sie von vornherein als „von mittlerer Reichweite", also mit vernünftigen inneren Grenzen denken.

K. Wieland zeigte auf, welche Probleme in Hinblick auf die Zielbestimmung des Gesundheitswesens im Ganzen entstünden. Die Frage sei: Wie mißt man die Wohlfahrt? In diesem Zusammenhang seien sogenannte Gesundheitsindikatoren entwickelt worden, wie z. B. Morbiditätskennziffern, wobei es sich um Input- und nicht um Output-Indikatoren handle. Es sei aber unsinnig, sich auf solche Indikatoren zu versteifen, da die Mortalität auf lange Sicht 100% betrage. Eine alternative Möglichkeit zumindest sei es, nach der Nützlichkeit zu fragen, etwa daß leidensfrei verbrachte Tage als operationale Größe verrechnet werden. Man müsse sich im Versicherungsgewerbe auf eine bestimmte Art der Operationalisierung einlassen, um handlungsfähig bleiben zu können.

Krings erwiderte, daß die „salus" keine Maxime der Versicherung oder Politik sei, sondern eine der Ärzte.

In Bezugnahme auf die Position von *K. Wieland* vertrat *Toellner,* daß der Arzt egoistisch handle, indem er altruistisch handle. Hier gelte der Grundsatz des: „je mehr, desto mehr". Nur wenn der Arzt dieser Maxime folge, habe er eine Chance, ärztlich zu handeln. Dementsprechend gehe es im Hippokratischen Eid um das Wohl des Arztes und nicht das des Patienten. Daraus folge für den Patienten Wohltätiges. Zudem müsse man sich klarmachen, daß die ärztliche Standesethik aus einem Konkurrenzkampf heraus entworfen worden sei.

Günther stellte heraus, daß die Rechtsprechung einen Entscheidungsspielraum im Sinne des ärztlichen Ermessens anerkenne. Der Begriff der objektiven Sorgfalt sei hierbei maßgebliches Kriterium, diese wiederum entscheide sich nach den Regeln der ärztlichen Heilkunst. Das Verhältnis von Wohl und Wille sei zunächst ein Problem der Definition des Wohls. Beides aber sei zu trennen: das Wohl sei ein eng zu fassender Begriff im medizinischen Bereich. Hingegen seien die Rechtsgüter des Art. 2 des Grundgesetzes alleinig dem „salus" zuzuordnen. Hierbei müsse primäre Pflicht sein, dies nicht ausfasern zu lassen, da ansonsten die Gefahr drohe, daß man zum uferlosen WHO-Begriff der Gesundheit gelangt.

Steinvorth forderte zum Ende der Diskussion, daß der Arzt in der Krankheitsanerkennung restriktiv sein sollte, woraus eine restriktive Auslegung des „salus"-Begriffes folge. *Schwemmle* entgegnete, daß klare Operationskriterien immer ausgearbeitet und angewandt werden sollten. Bei Grenzfällen könne die „voluntas" des Patienten ausschlaggebend sein. Manchmal jedoch seien „voluntas" und „salus" nicht miteinander vereinbar, dies sei aber nicht die Norm. So sei die Chirurgie erst seit dem Zweiten Weltkrieg reglementiert worden, ein Bedarf scheine vorher (und vorneuzeitlich) gar nicht bestanden zu haben.

IV. Voluntas aegroti suprema lex –
Der Wille des Kranken ist oberstes Gebot

Voluntas aegroti suprema lex –
juristische Erwägungen

H.-L. Günther

I. Inhalt und Geltungsgrund der involvierten Prinzipien

Wer die ärztlichen Gebote, einerseits das Wohl und andererseits den Willen des Patienten zu beachten, einander gegenüberstellt und sie jeweils als „suprema lex" charakterisiert, wirft die Frage eines Prinzipienwiderstreits auf. Ein solcher entsteht allerdings nur, soweit sich die beiden Maximen nicht harmonisieren lassen, vielmehr zu *unterschiedlichen* Handlungsanweisungen führen. Ob und bejahendenfalls unter welchen Voraussetzungen es zu einer Kollision kommt und wie diese aufzulösen ist, läßt sich erst beantworten, nachdem jeweiliger Inhalt und Geltungsgrund der Maximen geklärt sind. Im Vordergrund meines Beitrages stehen dabei juristische Erwägungen. Ausgeklammert bleibt die Problematik des (gesunden) *Probanden* und des *Organspenders*. Dort müssen andere Kollisionsregeln schon deshalb gelten, weil der medizinische Eingriff nie dem gesundheitlichen Wohl des Probanden oder Organspenders dient.

1. Das Gebot, den Willen des Patienten zu verwirklichen

Das Gebot, den Willen des Patienten zu verwirklichen, wurzelt in erster Linie im *Selbstbestimmungsrecht* des einzelnen, das seinerseits dem *Persönlichkeitsrecht* (Art. 2 Abs. 1 GG) und der *Menschenwürdegarantie* (Art. 1 Abs. 1 GG) entspringt. Diese Grundrechte binden unmittelbar zwar nur die drei Staatsgewalten (Legislative, Judikative, Exekutive), nicht auch private Bürger wie den einzelnen Arzt. Sie verkörpern jedoch nach allgemeiner Ansicht eine objektive Wertordnung, die auf alle Rechtsgebiete (also auch auf das Arztrecht) ausstrahlt und verbindliche Wertmaßstäbe für jedermann (also auch für den Mediziner) postuliert. Das Menschenbild des Grundgesetzes geht aus vom Patienten als einer frei und verantwortlich handelnden Persönlichkeit, die ihr Schicksal als Subjekt selbst in die Hand nimmt und nicht als bloßes Objekt den Entscheidungen seiner Ärzte unterworfen ist. Das Recht zur Selbstbestimmung mit seiner Konsequenz der Selbstverantwortung schließt die Befugnis ein, sich unvernünftig zu verhalten, z. B. so, daß die eigene Gesundheit etwa durch starkes Rauchen, Alkoholkonsum, ungesunde Ernährung, Verzicht auf indizierte ärztliche Vorbeuge- und Therapiemaßnahmen Schaden leiden kann. Diese Maxime gilt im Wohlfahrts- und Sozialstaat allerdings nicht schrankenlos. Man denke an das sogar strafbewehrte Verbot des Rauschgiftkonsums, gesetzlich angeordnete Pflichtimpfungen, die bußgeldbewehrte Gurtanlegepflicht des Kfz-Führers usw.

Wie der einzelne mit seiner Gesundheit umgeht, ist eine in hohem Maße höchstpersönliche Entscheidung. Das Recht zur Selbstbestimmung über die eigene Gesundheit findet gleichwohl seine Grenzen, wenn es mit überwiegenden Rechten Dritter oder Belangen der Allgemeinheit kollidiert. So erlaubt § 63 StGB zum Schutz der Allgemeinheit im Falle einer ungünstigen Prognose die Zwangsbehandlung psychisch kranker Straftäter. Sittenwidrige Körperverletzungen bleiben trotz Einwilligung des Opfers strafbar (§ 226a StGB). Bekanntlich darf der einzelne über das eigene Leben nicht frei disponieren, weshalb eine aktive Tötung trotz ausdrücklichen und ernstlichen Verlangens des Patienten strafbar (§ 216 StGB) bleibt, ebenso unter engeren Voraussetzungen sogar das ärztliche Unterlassen der Lebensrettung auf Wunsch des Patienten. Diese Einschränkungen des Rechts zur Selbstbestimmung indizieren, daß der Wille des Patienten jedenfalls nicht stets die „suprema lex" für ärztliches Verhalten sein kann.

Nach überwiegender, insbesondere von der Rechtsprechung vertretener Ansicht erlangt der Wille des Patienten aus einem weiteren Rechtsgrund Relevanz, soweit ärztliche Maßnahmen die körperliche Integrität des Patienten tangieren. Das *Grundrecht auf körperliche Unversehrtheit* (Art. 2 Abs. 2 GG)[1] schützt ebenso wie der Straftatbestand der Körperverletzung (§ 223 Abs. 1 StGB)[2] umfassend vor jeder körperlichen Beeinträchtigung, und zwar ohne Rücksicht darauf, ob sie per Saldo der Gesundheit mehr nützt als schadet. Es verbietet deshalb grundsätzlich auch „lege artis" durchgeführte ärztliche Eingriffe in die körperliche Integrität des Patienten. Danach ist die zwar eigenmächtige, im Ergebnis die Gesundheit des Patienten jedoch fördernde ärztliche Heilbehandlung in der Bundesrepublik Deutschland als Körperverletzung strafbar. Der Arzt ist kein Gesundheitspolizist, der dem Patienten gesundheitliches Glück aufoktroyieren darf.

Soweit das Recht zur Selbstbestimmung des Patienten reicht, hängt jede die Gesundheit des Patienten betreffende Maßnahme, mag sie aus Sicht des Therapeuten auch noch so geboten sein, in ihrer rechtlichen Zulässigkeit grundsätzlich von der vorherigen zustimmenden Entscheidung des Patienten, seiner *Einwilligung,* ab. Um dem Patienten zu ermöglichen, selbst darüber zu entscheiden, ob und welche medizinischen Heilmaßnahmen angewendet werden sollen, bedarf er der umfassenden *Aufklärung* durch seinen Therapeuten. Die Wirksamkeit einer Einwilligung setzt deshalb eine solche ärztliche Aufklärung über den Untersuchungsbefund, Präventions- und Therapiemöglichkeiten, deren Vor- und Nachteile (Heilungschancen, Risiken, Nebenwirkungen) voraus. Aufgeklärt werden

---

[1] So die allgemeine Auffassung der Verfassungsrechtslehre, vgl. z. B. Dürig, in Maunz/Dürig/Herzog/Scholz, GG, Art. 2 Rn. 37; v. Mangoldt/Klein/Starck, GG, Art. 2 Rn. 129; aus dem arztrechtlichen Schrifttum z. B. Laufs, Arztrecht und Grundgesetz, in: Rechtsentwicklung unter dem Bonner Grundgesetz, 1990, S. 145 (154 f.).

[2] So die überlieferte höchstrichterliche Rechtsprechung schon des Reichsgerichts seit RGSt 25, 375; z. B. BGHSt 11, 111 f.; anders aber die im strafrechtlichen Schrifttum wohl vorherrschende Ansicht, vgl. z. B. Eser, Medizin und Strafrecht, ZStW 97 (1985), S. 1 (18 f.); Tröndle, Selbstbestimmungsrecht des Patienten − Wohltat und Plage, MDR 1983, S. 881 ff.: zum Meinungsstand Lenckner, Der ärztliche Eingriff, insbesondere der Heileingriff, in: Forster (Hrsg.), Praxis der Rechtsmedizin, 1986, S. 592 ff. m. w. N.

kann nur ein Patient, der die notwendige *Einsichtsfähigkeit* besitzt. Daran fehlt es oder kann es im Einzelfall fehlen, z. B. beim bewußtlosen, geisteskranken, minderjährigen Patienten. In solchen Fällen bedarf deshalb die Einwilligung des Patienten eines *Surrogates.* Auch hier muß folglich der wirkliche Wille des Patienten als „suprema lex" der ärztlichen Verhaltensorientierung ausscheiden.

2. Das Gebot, das Wohl des Patienten zu verwirklichen

Unter „Wohl" des Patienten verstehe ich sein *gesundheitliches Wohl.* Eine Diskrepanz zwischen Wille und Wohl des Patienten setzt voraus, daß das Wohl *nicht subjektiv* definiert wird aus der individuellen Sicht des jeweiligen Patienten, sondern durch die die Regeln der ärztlichen Heilkunst formenden *objektiven Erkenntnisse der medizinischen Wissenschaften.* Die rechtliche Basis des ärztlichen Gebots, das gesundheitliche Wohl einschließlich des Lebens seines Patienten zu fördern, bildet in der Verfassung ebenfalls das Grundrecht auf Leben und körperliche Unversehrtheit (Art. 2 Abs. 2 GG) mit seinen strafrechtlichen Ausprägungen der Verbote, zu töten und die Gesundheit anderer zu beeinträchtigen (§§ 211 ff., 223 ff. StGB). Dem Arzt sind mit Leben und Gesundheit seines Patienten höchstrangige Rechtsgüter anvertraut. Er trägt für sie eine *eigene* Verantwortung in Gestalt der *ärztlichen Fürsorgepflicht,* von der ihn der Patientenwille nicht entbinden kann. Sowenig der Arzt dem Patienten gesundheitliches Glück aufzwingen darf, sowenig darf er ihm − auch auf ein ausdrückliches und ernstliches Verlangen hin − gesundheitliches Unglück zufügen.[3]

II. Versuche einer Symbiose

1. Ziel jedes ärztlichen Handelns muß sein, das aus medizinischer Sicht für die Gesundheit des Patienten Notwendige und den Willen des Patienten in Deckung zu bringen. Angesichts des Fortschritts der Medizin und der Vielfalt medizinischer Präventionsmaßnahmen und Behandlungsmöglichkeiten gebührt der ärztlichen Beratungs- und Aufklärungstätigkeit eine zentrale Rolle. Dem Idealbild eines Arzt-Patienten-Verhältnisses entspricht die Situation, daß der Arzt die individuellen Bedürfnisse und Besonderheiten der Patientenpersönlichkeit in sein Behandlungskonzept einbezieht, während der Patient dem Therapeuten im Vertrauen auf dessen Integrität und Fachkompetenz die Entscheidung überantwortet.

2. „Wohl" und „Wille" des Patienten finden des weiteren in praktischer Konkordanz zusammen, soweit wir − anders als bisher geschehen − das „Wohl" des Patienten ausschließlich *subjektiv* aus seiner Sicht definieren, also objektive, am

---

[3] Ähnlich Eser (Fußn. 2), S. 24: Der Arzt dürfe grundsätzlich nicht mehr tun, als der Patient gestatte, er dürfe andererseits aber nicht alles tun, was der Patient von ihm verlange. Die Einwilligung sei nicht Rechtfertigungs*grund,* sondern lediglich Rechtfertigungs*schranke* für ärztliches Handeln; ähnlich schon Geilen, Rechtsfragen der Aufklärungspflicht, 1964, S. 29; Kern/Laufs, Die ärztliche Aufklärungspflicht, 1983, S. 9.

Stand der medizinischen Wissenschaften orientierte Kriterien ausblenden. Was seinem Wohl dient, entscheidet allein die individuelle Perspektive des jeweiligen Patienten. Oberstes Gebot ärztlichen Handelns wäre danach, den Willen des Patienten zu ergründen und zu verwirklichen. Für eine solche subjektive Definition des Patientenwohls spricht, daß sich die Grenze zwischen „Krankheit" und „Gesundheit" *in einem Toleranzbereich* nur relativ, mit Rücksicht auf subjektive Befindlichkeiten des jeweiligen Patienten ziehen läßt. Was der eine als Krankheit empfindet, beeinträchtigt das gesundheitliche Wohlbefinden des anderen nicht. „Gesundheit ist nicht für jeden Menschen dasselbe und nicht für alle Menschen gleich."[4] Raum für subjektive Einschätzungen des Patienten bleibt insbesondere auch dort, wo eine Mehrzahl von Therapiemöglichkeiten zur Verfügung steht. Solche Konstellationen nehmen ständig zu, weil die moderne Medizin das Spektrum an Behandlungs- und Präventionsangeboten kontinuierlich erweitert. In diesen Fällen stimmen Wille und Wohl des Patienten überein. Es gehört zur ärztlichen Fürsorgepflicht, die subjektiven Einschätzungen und Bedürfnisse des Kranken zu ergründen und in die Behandlung einzubeziehen, will der Arzt dem Wohl seines Patienten dienen.

Allerdings vermeidet auch diese um Kongruenz von Patientenwille und Patientenwohl bemühte Lösung einen Prinzipienwiderstreit nur im Grenzbereich von Gesundheit und Krankheit und in Fällen alternativ in Betracht kommender etwa gleichwertiger Behandlungsformen, weil dann subjektiver Patientenwille und die am objektiven Stand der medizinischen Wissenschaften orientierten Regeln der ärztlichen Heilkunst zum gleichen Ergebnis führen. Der Maßstab einer objektiven Beurteilung des Patientenwohls wird deshalb in Wahrheit doch benötigt, nämlich als Vergleichsparameter.

III. Die Vorrangproblematik

Soweit die Gebote, Wille und Wohl des Patienten zu fördern, nicht in Einklang zu bringen sind, stellt sich die Frage nach der „suprema lex" ärztlichen Handelns unausweichlich. Beide Postulate korrelieren in folgender Weise:

1. Den Rang der obersten Leitlinie ärztlichen Verhaltens beansprucht die Maxime, dem Wohl des Patienten zu dienen. Eine ärztliche Heilmaßnahme, die dieser Bedingung nicht genügt, ist rechtswidrig – und zwar ohne Rücksicht auf den Patientenwillen.
2. Sofern ein Heileingriff das Wohl des Kranken fördert, bedarf er zu seiner Rechtmäßigkeit zudem grundsätzlich der Einwilligung des Patienten.
3. Ausnahmsweise kann das Erfordernis der Einwilligung des Patienten entfallen, und zwar aus drei Gründen:
– Der Patient verzichtet auf die Ausübung seines Selbstbestimmungsrechts.
– Ihm fehlt die Einsichtsfähigkeit, Bedeutung und Tragweite des Heileingriffs zu verstehen.

---

[4] Rössler, Die neue Verantwortung des Arztes für die Gesundheit, ngm 1989, S. 287 (291).

– Übergeordnete gesundheitliche Interessen des Patienten verbieten seine Aufklärung und damit die Ausübung seines Rechtes zur Selbstbestimmung.

Diese These möchte ich im folgenden kurz erläutern und exemplifizieren:

Ad 1: Das Patientenwohl als „suprema lex"
Gebührte der Maxime, dem Willen des Patienten zu dienen, im Konfliktfall der Vorrang, so müßte der Arzt die Gesundheit seines Patienten auf dessen Verlangen hin schädigen. Die aktive Gesundheitsschädigung des Patienten ist jedoch auch auf dessen Wunsch hin nie ein ärztlicher Heileingriff und als solcher verboten. Die Rechtsordnung billigt aktive ärztliche Eingriffe nur, wenn sie dem Stand der medizinischen Wissenschaften und damit den Regeln der ärztlichen Heilkunst entsprechen. Mißachtet der Arzt durch sein Handeln diese Regeln ungewollt, so verletzt er die im Verkehr objektiv gebotene Sorgfalt fahrlässig, anderenfalls vorsätzlich. Eine aktive Tötung und eine aktive sittenwidrige Gesundheitsbeschädigung des Patienten auf Verlangen sind sogar strafbar (§§ 216, 223 Abs. 1, 226a StGB). Der Arzt darf eine nach seiner Ansicht medizinisch nicht vertretbare Heilmaßnahme auch nicht auf Drängen des Patienten vornehmen. Notfalls muß das Arzt-Patienten-Verhältnis beendet werden.

So hatte der BGH seiner Zeit[5] einen Zahnarzt wegen Körperverletzung in folgendem Fall verurteilt: Die Patientin litt an starken Kopfschmerzen und führte dies auf eine Entzündung ihrer Zahnwurzeln zurück. Die medizinische Diagnose lautete, daß ein Zusammenhang zwischen Kopfschmerzen und Zustand der Zähne sicher auszuschließen sei. Trotz dieser zutreffenden Aufklärung bestand die Patientin darauf, daß ihr alle Zähne gezogen wurden. Diesem Wunsch folgte der Zahnarzt in Kenntnis der medizinischen Unsinnigkeit der Maßnahme. Später stellte die Patientin mit Erfolg Strafantrag wegen Körperverletzung. Die Einwilligung war unwirksam.

Ad 2: Die limitierende Funktion des Patientenwillens
Die Schrankenfunktion des Patientenwillens zwingt den Arzt grundsätzlich dazu, zum Schaden des Patienten medizinisch gebotene Maßnahmen *zu unterlassen*. Das Selbstbestimmungsrecht und das Recht auf körperliche Unversehrtheit hindern den Arzt daran, dem Patienten ohne oder gegen dessen Willen gesundheitliche Wohltaten aufzuzwingen, sofern dieser freiverantwortlich selbst entscheiden kann und kein sonstiger, im folgenden (ad 3) näher zu erläuternder Ausnahmefall besteht. Das Wohl des Patienten ist also eine zwar notwendige, jedoch noch nicht hinreichende Bedingung für die ärztliche Tätigkeit. Fehlt die Zustimmung des Patienten, muß der medizinisch indizierte Eingriff unterbleiben. Allerdings ist der Therapeut in solchen Situationen auf Grund seiner ärztlichen Fürsorgepflicht gehalten, im Rahmen seiner Beratung und Aufklärung auf den

---

[5] NJW 1978, 1206. Den vom Gericht zu beurteilenden Sachverhalt komplizierte noch eine – für unsere Fragestellung allerdings irrelevante – Irrtumsproblematik. Die Entscheidung ist auf erhebliche Kritik gestoßen: vgl. m.w.N. Verf., Strafrechtswidrigkeit und Strafunrechtsausschluß, 1983, S. 349f. mit dem Vorschlag, zwischen zivilrechtlicher und weiter gefaßter strafrechtlicher Einwilligung zu differenzieren.

Kranken einzuwirken, um ihn von der medizinischen Notwendigkeit der gebotenen Maßnahme zu überzeugen.[6] Auch diese Obliegenheit zu einer aktiven, direktiven Beratung ist Konsequenz der These, daß die „suprema lex" lautet, die „salus aegroti" zu fördern.

Ad 3: Einschränkungen des Einwilligungserfordernisses
a) Das Recht zur Selbstbestimmung schließt die Befugnis des Patienten ein, auf die Ausübung dieses Rechts *zu verzichten* und die Wahl der zu treffenden Behandlungsmaßnahmen dem Arzt anzuvertrauen. Zu dieser Fallkategorie gehört der ausdrücklich erklärte oder konkludent den Umständen zu entnehmende Verzicht auf eine detaillierte Aufklärung. Auch hier erweist sich als „suprema lex" das ärztliche Ziel, dem Wohl des Kranken zu dienen.

b) Sein Selbstbestimmungsrecht kann nur ausüben, wer die notwendige *Einsichtsfähigkeit* besitzt, verantwortlich über das eigene Schicksal entscheiden zu können. Im Arzt-Patienten-Verhältnis gehört dazu die Fähigkeit, Bedeutung und Tragweite eines medizinischen Eingriffs zu beurteilen. Der Kranke kann bewußtlos, geisteskrank, volltrunken, ein Kind[7] sein. In solchen Fällen muß die Entscheidung über einen ärztlichen Eingriff von einem *Dritten* getroffen werden, soweit möglich zunächst vom gesetzlichen Vertreter des Patienten. Dessen Entscheidung hat sich indessen nicht am Willen, sondern am Wohl des Patienten zu orientieren. Da das Leben des Patienten nicht zur Disposition Dritter steht, erwächst bei lebensbedrohlicher Erkrankung für den gesetzlichen Vertreter wie für den Arzt die Pflicht, unbeschadet eines entgegenstehenden Willens des nichteinsichtsfähigen Patienten den medizinisch gebotenen Eingriff vorzunehmen. Widrigenfalls machen sich gesetzlicher Verteter und Arzt zumindest wegen unterlassener Hilfeleistung (§ 323c StGB), im Todesfall bei nachweisbarer Kausalität des Untätigbleibens sogar wegen eines Tötungsdelikts durch Unterlassen strafbar.

Die Pflicht der *Eltern*, medizinisch gebotene Heilmaßnahmen zugunsten ihres Kindes zu veranlassen, entspringt ihrer gesetzlichen Pflicht zur elterlichen Sorge (§ 1631 BGB), deren Einhaltung vom Vormundschaftsgericht erzwungen werden kann (§§ 1631 Abs. 2, 1666 BGB). Oberster Maßstab für die Eltern und damit auch für den Arzt ist das Kindeswohl. Bleibt zur Anrufung des Vormundschaftsgerichts keine Zeit, dann darf der Arzt nicht nur, vielmehr *muß* er sich im Interesse des Kindeswohls über den entgegenstehenden elterlichen Willen hinwegsetzen.

Auch dem Patienten, der einen *Suizidversuch* unternimmt, muß vom Zeitpunkt an, ab dem er seine Entscheidungskompetenz verliert, z. B. bewußtlos wird, auch

---

[6] Vgl. z. B. Laufs (Fußn. 1), S. 155: Der Patient sei darauf angewiesen, „daß der dem Wohl des Leidenden verpflichtete Arzt ihn intellektuell und psychologisch zu dem aus medizinischer Sicht richtigen Entschluß führe ...".

[7] Bei *Jugendlichen* (ab 14 Jahren bis zur Vollendung des 18. Lebensjahres) ist individuell zu entscheiden, ob der minderjährige Patient bereits selbst die für die jeweilige Behandlung und Krankheit notwendige Einsichtsfähigkeit besitzt oder ob es der Einwilligung seiner gesetzlichen Vertreter bedarf.

gegen seinen zuvor erklärten Willen nach höchstrichterlicher Rechtsprechung[8] ärztliche Hilfe zuteil werden, will der Arzt sich nicht wegen eines Tötungsdelikts, zumindest wegen unterlassener Hilfeleistung, strafbar machen.[9]

Ist die Einwilligung weder des Patienten noch eines nahen Angehörigen einholbar, aber sofortiges ärztliches Handeln zum gesundheitlichen Wohle des Kranken angezeigt, darf der Arzt auch ohne Zustimmung Dritter den nach den Regeln der ärztlichen Heilkunst angezeigten Eingriff vornehmen. Er ist dann durch eine sog. *mutmaßliche Einwilligung* gerechtfertigt. Für diese ist zwar der mutmaßliche *Wille* des Patienten maßgeblich; jedoch muß der Arzt mangels sonstiger Anhaltspunkte in der Regel davon ausgehen, daß der Patient ein ärztliches Verhalten wünscht, das seiner Gesundheit nützt. Je schwerwiegender der Heileingriff ist, um so dringendere Gründe müssen für seine sofortige Durchführung sprechen. Die BGH-Rechtsprechung ist vor allem in Fällen einer Operationserweiterung recht großzügig. Nach ihr soll eine so höchstpersönliche Belange berührende Maßnahme wie die Durchtrennung der Eileiter einer in Narkose befindlichen, von einem Kind entbundenen Frau gerechtfertigt sein, um einer möglichen späteren, mit Lebensgefahr verbundenen erneuten Schwangerschaft der Patientin vorzubeugen.[10]

Alle diese Beispiele illustrieren, daß der Arzt sich oft sogar *ausschließlich* am Wohl des Patienten als oberstem Wert orientieren muß oder doch darf.

c) Das gilt besonders deutlich auch für die dritte Fallgruppe einer Einschränkung des Selbstbestimmungsrechts des Patienten:

Auch der *rechtfertigende Notstand* (§ 34 StGB) kann nämlich ausnahmsweise eine Mißachtung des Patientenwillens erlauben, sei es im überwiegenden Interesse der Allgemeinheit (z. B. Zwangsbehandlung psychischer kranker Straftäter nach § 63 StGB[11]), sei es im überwiegenden gesundheitlichen Interesse des Patienten. Für den zweitgenannten Fall, das sog. *therapeutische Privileg*, sind nach höchstrichterlicher Rechtsprechung[12] sehr zum Leidwesen der Ärzte-

---

[8] BGHSt 32, 367 (373 ff.) mit abl. Rezension z. B. von Eser, MedR 1987, S. 5 ff.; eingehende Kritik an der Rechtsprechung übte zuletzt Tröndle, Strafrechtlicher Lebensschutz und Selbstbestimmungsrecht des Patienten, in: Festschrift für Hans Göppinger zum 70. Geburtstag, 1990, S. 595 ff. m. w. N.

[9] Die Gerichte in den USA haben nach Giesen, Ethische und rechtliche Probleme am Ende des Lebens, Juristenzeitung 1990, S. 929 (931 m. w. N.) vier öffentliche Interessen herausgearbeitet, gegen die das Recht des Patienten auf Ablehnung einer lebenserhaltenden Behandlung abgewogen werden muß: „der Lebensschutz, die Verhinderung von Suiziden, der Schutz abhängiger Dritter (wie kleiner Kinder oder anderer Abhängiger) und die Erhaltung der ethischen Integrität der Ärzteschaft".

[10] BGHSt 35, 246 ff.

[11] Dazu im einzelnen m. w. N. z. B. H.-L. Schreiber, Ethische und rechtliche Probleme der Zwangsbehandlung, in: Pohlmeier/Deutsch/Schreiber (Hrsg.), Forensische Psychiatrie heute. Festschrift für Ulrich Venzlaff zum 65. Geburtstag, 1986, S. 11 ff.; weitere spezialgesetzlich geregelte Zwangsbehandlungsfälle bei Eser (Fußn. 2), S. 25 f.

[12] BGHZ 29, 176, 182 f., 185: Notwendig sei eine infolge wahrheitsgemäßer Aufklärung verursachte Gefahr „einer ernsten und nicht behebbaren − weiteren − Gesundheitsbeschädigung des Patienten"; zustimmend z. B. Giesen, Wandlungen im Arzthaftungsrecht, Juristenzeitung 1990, 1053 (1060).

schaft[13] freilich strengste Anforderungen zu stellen. Auf die notwendige Aufklärung darf der Arzt danach nur verzichten, wenn durch sie entweder der Behandlungserfolg gefährdet würde (z. B. Aufklärung über eine Placebo-Therapie) oder eine wahrheitsgemäße Aufklärung wegen der Besorgnis einer erheblichen Verschlechterung des Gesundheitszustandes des Kranken unterbleiben muß. Heimliche Aids-Tests oder Gen-Tests (z. B. Chorea-Huntington-Risiko), die dem Patienten verheimlicht werden, um ihn nicht – mit großer Wahrscheinlichkeit grundlos – zu beunruhigen, verletzen demzufolge das Selbstbestimmungsrecht des Patienten.[14] Wenn der entfernte Verdacht einer bestimmten Erkrankung besteht und der Arzt seinen Patienten nicht beunruhigen will, muß er sich um einen *Verzicht* des Patienten auf detaillierte Aufklärung über die Zielrichtung der Untersuchung bemühen. Das gilt auch für den durch die Humangenetik zukünftig an Bedeutung gewinnenden Bereich der Präventionsmedizin und prädiktiven (präsymptomatischen) Diagnostik.

IV. Zusammenfassung

Ziel ärztlichen Handelns muß es sein, Wille und Wohl des Patienten in Einklang zu bringen. Gelingt dies nicht, gilt als „suprema lex", das Wohl des Patienten zu fördern. Soweit das Selbstbestimmungsrecht des Patienten reicht und wirksam ausgeübt wird, setzt es der an der „salus aegroti" orientierten ärztlichen Tätigkeit jedoch Grenzen.

---

[13] Für den behandelnden Arzt muß eine rigorose Aufklärung seines in Sachen eigener Gesundheit oft übersensiblen Patienten nur zu oft als eine dem Patientenwohl mehr schadende als nützende Maßnahme erscheinen; vgl. z. B. die zusammenfassende Kritik auch aus juristischer Sicht von H.-L. Schreiber, Chirurgie und Recht, in: L. Koslowski/ Bushe/Junginger/Schwemmle (Hrsg.), Lehrbuch der Chirurgie, 3. Aufl. 1987, S. 5 (9f.); ders., Patientenaufklärung und ihre Grenzen – aus juristischer Sicht, in: Rheinisch-Westfälische Akademie der Wissenschaften (Hrsg.), Arzt und Patient im Spannungsfeld: Natur – technische Möglichkeiten – Rechtsauffassung, 1990, S. 40 (47); Ulsenheimer, Arztstrafrecht in der Praxis, 1988, S. 46ff.; eingehend zur Problematik Deutsch, Das therapeutische Privileg des Arztes, NJW 1980, 1305ff.

[14] Umstritten ist, ob solche heimlichen Tests, soweit sie mit einem körperlichen Eingriff verbunden sind, als Körperverletzungen strafbar sind; vgl. dazu (bejahend) m.w.N. z. B. Kunz, Die strafrechtliche Beurteilung heimlicher HIV-Tests, Schweizerische Zeitschrift für Strafrecht, 1990, S. 259ff.

Voluntas aegroti suprema lex –
rechtsmedizinische Gedanken

H.-B. Wuermeling

Leo Koslowski war es, der mich vor nun gut 30 Jahren zum ersten Mal zu einem Vortrag über ein arztethisches Thema aufforderte; das war in St. Ulrich bei Freiburg. Das Thema hieß: „Die Legitimation ärztlichen Handelns." Damals hatte ich das Urteil des Reichsgerichts aus dem ausgehenden 19. Jahrhundert vorgestellt, das erstmals den ärztlichen Eingriff juristisch als eine Körperverletzung qualifizierte, die nur durch die Einwilligung des Patienten, also die „voluntas aegroti" legitimiert wurde.

Ein Chirurg hatte bei einem kleinen Mädchen eine Fußgelenkstuberkulose festgestellt, die über die miliare Streuung in Kürze zum Tode führen mußte, wenn der tuberkulöse Herd nicht durch die Amputation des Unterschenkels beseitigt würde. Der Vater des Kindes erklärte, er lasse seine Tochter nicht verstümmeln. Der Chirurg kümmerte sich um die Weigerung des Vaters nicht und operierte, obwohl dieser an die Scheiben des Operationssaales klopfte und die Herausgabe seiner Tochter verlangte. Das Leben des Kindes wurde auf diese Weise gerettet. Doch kam es zur Anklage des Chirurgen wegen vorsätzlicher Körperverletzung, weil ein Einverständnis des gesetzlichen Vertreters des operierten Mädchens fehlte. Der Chirurg argumentierte vor den Gerichten, auf dieses Einverständnis könne es gar nicht ankommen, da nur er wisse, welche Behandlung richtig sei, und schließlich habe er damit auch dem Kinde das Leben gerettet.

Das Reichsgericht hielt dem entgegen, der Chirurg hätte den Vater mit seinen besseren Argumenten überzeugen müssen. Er habe von sich aus kein Recht zum Eingreifen. Es könne ja jeder kommen, z. B. könne ein Geistlicher um des ewigen Heiles der ihm Anbefohlenen willen einen Hausfriedensbruch begehen und ähnliches mehr.

Die Bedeutung des damals vom Reichsgericht gefällten Urteils – der Arzt wurde wegen vorsätzlicher Körperverletzung bestraft – liegt weniger darin, daß der ärztliche Eingriff nun als Körperverletzung qualifiziert wurde, als darin, daß die Legitimation ärztlichen Handelns von der „voluntas aegroti" abgeleitet wurde.

Leo Koslowski und mich hat das Thema nie mehr losgelassen; das heutige „Voluntas aegroti suprema lex" ist das Korrelat zur Legitimation ärztlichen Handelns, nur wird eben primär vom Patienten her gesehen, was damals vom Arzt her nachgefragt worden war.

Doch reicht nach dem alten und heute noch geltenden Strafrecht die Einwilligung eines Verletzten in eine Körperverletzung dann nicht aus, diese zu rechtfertigen, wenn die Körperverletzung „gegen die guten Sitten" verstößt. Rechtlich ist also die „voluntas aegroti" keineswegs „suprema"; es soll noch etwas darüber geben, die guten Sitten nämlich, was immer man auch darunter verstehen kann oder will, jedenfalls eine andere „suprema lex" als die „voluntas aegroti".

So wäre denn der Konflikt zwischen der „voluntas aegroti" und jener näher zu bestimmenden „suprema lex" ein hochinteressantes Thema. Doch wird es nur ein Tippfehler gewesen sein, der in dem ersten Einladungsschreiben zu dieser Tagung in „voluntas aegroti suprema lex" mit nur zwei zusätzlichen Buchstaben eine andere, jene andere „suprema lex" einführte: da stand nämlich: „Salus aegroti *et* suprema lex."

Odo Marquard würde dies wohl der Anziehungskraft des Bezüglichen zurechnen, denn in der Tat, wenn immer man die „voluntas aegroti" als „suprema lex" bezweifeln will, erhebt sich doch die Frage, was denn dann als „suprema lex" an ihre Stelle treten oder sie doch wenigstens ergänzen oder ins Maß bringen soll.

Doch ist es für eine pluralistische Gesellschaft geradezu kennzeichnend, daß man sich über die eigentlichen und Höchstwerte, denen eine „suprema lex" gelten soll, eben nicht einig ist und daß man deshalb versucht, ohne sie miteinander zurechtzukommen. Auf einer mittleren Ebene formuliert man deshalb möglichst pragmatisch Prinzipien, die je für sich allgemeine Anerkennung erreichen können, jedenfalls dann, wenn man diese Prinzipien weder als gleichwertig ansieht, noch sie einer Hierarchie von Werten zuordnet. So ist es in der US-amerikanischen Bioethik geschehen. Diese fand sich vor einer Reihe von Handlungsanweisungen an Ärzte, wie sie insbesondere für das Experiment am Menschen und mit dem Menschen entwickelt worden waren. Als Beginn dieser Anweisungen kann man etwa den Erlaß des preußischen Kultusministers aus dem Jahre 1900 ansehen, mit dem das Verfahren bei medizinischen Versuchen in Krankenhäusern geregelt wurde. Dieser Erlaß fand seine Fortsetzung in den Richtlinien des Reichsinnenministers aus dem Jahre 1931, die für die Nürnberger Ärzteprozesse von Bedeutung waren.

Das Nürnberger Gericht schuf dann auf dieser Grundlage und nach den Erfahrungen der nationalsozialistischen Zeit 1947 den Nürnberger Codex, der wiederum Grundlage für die Deklaration des Weltärztebundes von Helsinki mit ihren Fortschreibungen von Tokio und Venedig wurde. Allen diese Handlungsanweisungen, so richtig, notwendig und hilfreich sie waren und sind, fehlt aber die Verankerung in irgendwelchen sie legitimierenden, allgemein anerkannten Gründen. Dies erschwert oder verhindert ihre Anwendung in Grenzfällen und ihre Weiterentwicklung für nicht vorgesehene neue Fälle.

Dem hat eine amerikanische Presidential Commission abzuhelfen versucht und als „mittlere Prinzipien" und allgemein annehmbar empfohlen:

No harm, nicht schaden	(das „non nocere" unserer Tagung)
Benevolence, Wohlwollen	(das „utilis esse")
Autonomy, Selbstbestimmung	(die „voluntas aegroti")
und Justice, Gerechtigkeit	(aber *nicht* „salus" wie bei uns heute)

„Voluntas aegroti" im Konflikt

Doch da die Reihenfolge, in der diese vier für das Handeln des Arztes maßgeblichen Prinzipien hier wiedergegeben sind, keinerlei Rangfolge beanspruchen will, finden wir unser Thema, die „voluntas aegroti", keineswegs als „suprema lex", sondern unter der Bezeichnung „autonomy" inmitten durchaus konkurrierender Prinzipien wieder.

„No harm", nicht schaden, konkurriert dann mit der „voluntas aegroti", wenn der Kranke etwas verlangt, was ihm schadet. Nach dem Grundsatz „Repetitio est mater studiorum" sei darum der Fall noch einmal vorgetragen, der in einem früheren Referat bereits als Beispiel diente: Jemand ließ sich vom Zahnarzt alle Zähne ziehen, obwohl keine Indikation für einen solchen Eingriff bestand. Der Zahnarzt hielt die „voluntas aegroti" für die „suprema lex" und zog. Der Patient aber, als er nichts mehr zum Beißen hatte, besann sich auf das Prinzip „no harm" und verklagte den Arzt auf Schadensersatz − und bekam Recht. Denn das nicht indizierte Ziehen aller Zähne war natürlich sittenwidrig, der Eingriff damit eine rechtswidrige Körperverletzung und die Haftung zwangsläufig. Das Beispiel steht für viele Situationen, in denen das Prinzip „no harm" der „voluntas aegroti" entgegenstehen muß. Auch bei ärztlicher Beihilfe zur Selbsttötung, nach unserem deutschen Recht straflos, würde der Patientenwille mit dem Prinzip „no harm" dann in Konflikt kommen, wenn man daran festhält, daß die Beendigung des Lebens ein Schaden ist und nicht, wie der Lebensüberdrüssige meint, seinem wie immer auch verstandenen Wohl dient.

Natürlich gibt es Konflikte mit der „benevolence", dem Wohlwollen des Arztes. Zwar wird die Bevormundung des Patienten zu dem, was der Arzt unter Patientenwohl versteht, als „paternalism" verurteilt, doch wird andererseits durchaus anerkannt und gutgeheißen, daß der Patient an einem krankhaften selbstschädigenden Verhalten zu hindern ist und daß der Verzweifelte und Mutlose mit sanfter Gewalt einer Behandlung zugeführt werden kann, für deren Ergebnis er dann schließlich dankbar sein wird. Im äußersten Fall, dem Suizidversuch, gilt es sogar als ärztliche Regel, trotz offensichtlich entgegenstehendem Patientenwillen die erforderlichen Maßnahmen zur Lebensrettung zu ergreifen, weil suizidales Handeln „als Appell an die anderen" (Ringel) verstanden wird, den Suizidanten nicht *so* weiterleben zu lassen.

Das Prinzip „justice" bricht schließlich die Ausschließlichkeit des Arzt-Patienten-Verhältnisses als ein nur bilaterales auf und bringt einen Dritten oder gar die ganze Gesellschaft ins Spiel. Ein Drittes kann das ungeborene Kind sein, dessen Abtreibung trotz Patientenwille die Gerechtigkeit verbietet, weil gegen das Lebensrecht des Kindes verstoßen wird. Die Gesellschaft macht sich wegen der Begrenztheit auch der medizinischen Ressourcen mit den ökonomischen Zwängen bemerkbar. Wo die knappen Mittel gerecht verteilt werden sollen, hat der Patientenwille das Nachsehen, so unangenehm das für alle Beteiligten sein mag. Unschwer ließen sich auch Beispiele von Konflikten anführen, die einfach im Sinne der „autonomy", des Patientenwillens, zu entscheiden wären.

Konfliktlösung Diskurs

Doch bleibt ein weiteres Feld *nicht* einfach lösbarer Konflikte. Um den Streit um die „suprema lex", mit dem sie vielleicht lösbar wären, zu vermeiden, wählte die amerikanische Bioethik den Ausweg in den Diskurs, der sich ja von alters her bei zunächst nicht lösbaren Konflikten empfiehlt und auch durchaus bewährt. Dieser Diskurs wird, damit er zu handhabbaren Ergebnissen führt, formalisiert: es werden Kommissionen dazu eingerichtet mit beratender, auch mit entscheidender Kompetenz, deren Besetzung natürlich auch für die Art der Konfliktlösung prädestinierend ist.

Besonders bei Neulandproblemen führt ein institutionalisierter Diskurs häufig – für alle überraschend – zu für alle annehmbaren pragmatischen Lösungen. Als Beispiel dafür möchte ich die Richtlinien der Bundesärztekammer zur In-vitro-Befruchtung nennen, an deren Erarbeitung Menschen mit sehr verschiedenem Hintergrund mitgewirkt haben, die aber doch maßvoll und maßgeblich das IVF-Geschehen in der Bundesrepublik in humanen Grenzen zu halten versuchen. Der zugrundeliegende Konflikt entsteht zwischen der „voluntas" des sterilen Paares nach einem Kind um jeden oder fast jeden Preis und der Gerechtigkeit, auf die das zu zeugende Kind einen Anspruch hat, nämlich nicht als Mittel zu den Zwecken seiner Eltern erzeugt zu werden. Besonders charakteristisch ist hier die weltweit ziemlich alleine dastehende Beschränkung der IVF auf verheiratete Paare, zu der es aus äußerst unterschiedlichen Motiven gekommen ist: während die einen diese Beschränkung mit der Zuordnung von Zeugung und Ehe begründeten, ließen sich andere von dem Gesichtspunkt leiten, daß im anderen Falle der Arzt in eine Prüfung eintreten müsse, ob das Paar für die Aufzucht eines Kindes geeignet sei, und daß der Arzt unter Umständen für Fehler, die er bei dieser Prüfung begeht, haften müsse.

Es läßt sich also die Zahl von Konflikten mit der „voluntas aegroti" dadurch vermindern, daß man sich an leichter allgemein anzuerkennende Prinzipien einer mittleren Ebene hält. Darüber hinaus erbringt der ethische Diskurs, wenn konkrete Fragen zu lösen sind, noch ein paar mehr überraschende pragmatische Lösungen.

Konfliktlösung „suprema lex"

Doch verbleiben danach genügend Konflikte, die ohne einen Rekurs auf eine „suprema lex" nicht lösbar sind und die deshalb unlösbar bleiben, weil ja gerade die Einigkeit über eine solche „suprema lex" nicht herstellbar ist. Z. B. zur Frage: „Darf man sich töten?" Wird die Frage bejaht, dann kann Beihilfe zur Selbsttötung oder auch Tötung auf Verlangen nicht einfach deshalb abgelehnt werden, weil etwa die „voluntas aegroti" der „suprema lex" widerspricht. Oder: „Darf man mit extrakorporalen oder anderen ungeborenen Frühformen des Menschen großzügiger verfahren als mit geborenen?" Wenn ja, dann mit der Konsequenz, daß der „voluntas aegroti" *nur* nach einem *gesunden* Kind durch Selektion in frühen Stadien entsprochen werden könnte, weil ein Widerspruch zwischen Patientenwille und „suprema lex" nicht vorliegt.

Wir befinden uns mit solcher Überlegung in guter Gesellschaft. Nach Kant ist die mit der Anerkennung der „voluntas aegroti" anerkannte Autonomie des Menschen ein Relationsbegriff, denn das vernünftige Wesen, der Mensch, ist zwar „frei, nur denjenigen (Gesetzen) allein gehorchend, die es selbst gibt ..." – aber es unterwirft sich zugleich selbst einer „allgemeinen Gesetzgebung", die über jener Freiheit und Autonomie des einzelnen, in unserem Falle aber über der „voluntas aegroti" steht.

Konfliktlösung über Gebot und Verbot

Ich will Kant hier nicht weiter folgen, es vielmehr offenlassen, wer jene allgemeine Gesetzgebung veranstaltet, was ihre Inhalte sind und wie man die Menschen schließlich darauf verpflichten kann. Vielmehr soll noch ein weiterer Weg versucht werden, solche Konflikte zu lösen, die sich zwischen der „voluntas aegroti" und der „voluntas medici" ergeben, ohne daß eine allgemein anerkannte „suprema lex" bemüht werden müßte. Dieser Weg eröffnet sich, wenn man unterscheidet zwischen jenen Fällen, in denen die „voluntas aegroti" auf den Widerstand oder die Weigerung der „voluntas medici" trifft, und jenen, in denen umgekehrt die „voluntas medici" an der Weigerung oder dem Widerstand der „voluntas aegroti" scheitert. Es geht also um den Unterschied, ob primär der Patient oder primär der Arzt etwas will, sozusagen, ob die Initiative vom Patienten oder vom Arzt ausgeht. Auf die „voluntas aegroti" bezogen bedeutet das, daß der Wille des Patienten sich einmal *ge*bietend und einmal *ver*bietend äußern kann.

Diese Unterscheidung wird sich deswegen als hilfreich erweisen, weil *Verbote* gewöhnlich eindeutiger faßbar sind als *Gebote* und weil sie normalerweise einen stärkeren Verpflichtungscharakter tragen als Gebote; sie binden mehr als Gebote.

Es muß allerdings darauf hingewiesen werden, daß diese Unterscheidung auch heftig bestritten wird: etwas Gutes zu unterlassen und etwas Schlechtes zu tun, sei sittlich ein und dasselbe. Insbesondere in der gegenwärtigen Euthanasiediskussion spielt die Leugnung des sittlichen Unterschiedes zwischen Tun und Lassen eine bedeutende Rolle. Peter Singer wendet sich ganz ausdrücklich gegen die „Handlungs- und Unterlassungslehre". Ja, er verspottet sogar diejenigen, die ihr anhängen, er benutzt dazu den unter englischen Ärzten gebräuchlichen Vers:

„Thou shalt not kill; but need'st not strive
Officiously to keep alive."
(Du sollst nicht töten, aber du brauchst dich nicht übertrieben darum zu bemühen, Leben zu erhalten.)

Peter Singer zeigt, daß die englischen Ärzte damit einen ursprünglich satirisch gemeinten Vers ganz ernst nehmen. Für ihn, Singer, kommt es aber immer nur auf das Resultat einer Handlung an, denn dies allein bestimme, ob sie gut oder schlecht sei.

Für uns bleibt dagegen festzuhalten, daß das *Ver*bot eines Patienten an den Arzt, eine bestimmte Handlung an ihm vorzunehmen, den Arzt selbstverständlich wesentlich mehr bindet als sein Gebot oder als eine Aufforderung, irgendeine Handlung an ihm vorzunehmen. Das Verbot ergibt sich aus dem *Defensivrecht* des Patienten auf körperliche Unversehrtheit. Darum hat eine *ver*bietende „voluntas aegroti" zunächst absolute Wirkung. Dagegen kann sich des Patienten Aufforderung an den Arzt, eine bestimmte Handlung an ihm vorzunehmen, *nicht unmittelbar auf das defensive Recht auf Leben* oder ein absolutes Recht auf eine freie Entfaltung der Persönlichkeit stützen, sondern der Anspruch, behandelt zu werden, ergibt sich nur mittelbar über Solidaritätsverpflichtungen, die aber keine unmittelbare Wirkung haben. Die *ge*bietende oder fordernde „voluntas aegroti" verpflichtet also nur relativ und den Umständen entsprechend.

Konkret bedeutet das, daß eine Weigerung des Patienten, bestimmte Maßnahmen an sich vornehmen zu lassen, zunächst einmal „suprema lex" darstellt und den Arzt in seinem Hilfswillen beschränkt, daß aber umgekehrt die Forderungen des Patienten, etwa nach einer geschlechtsumwandelnden Operation, nach künstlicher Befruchtung oder Euthanasie, den Arzt nicht binden können.

Während in dem ersten Fall, dem Verbot des Patienten, dessen „suprema lex" maßgeblich wird, kommt im letzten Falle, nämlich dem der Forderung oder des Gebotes des Patienten an den Arzt, die „suprema lex" des Arztes ins Spiel, nämlich jene Norm, an die er sich über den Patientenwillen hinaus gebunden fühlt, wenn er sich nicht einfach – um einen Ausdruck von Hans Jonas zu benutzen – als „Leibesingenieur" versteht.

Doch gibt es für die erste Alternative durchaus Ausnahmen, Fälle also, in denen der Arzt ohne oder gar gegen die „voluntas aegroti" handelt. Wie sind diese zu verstehen?

Anwendungen

Der Mangel an „voluntas aegroti" oder die fehlende Möglichkeit, den Patientenwillen zu äußern, kann zunächst einmal formal überwunden werden. Bei Unfähigkeit zur Willensbildung oder Unfähigkeit zur Willensäußerung kann der Wille des Patienten nach billigem Ermessen unterstellt werden. Mit der Rechtskonstruktion der Geschäftsführung ohne Auftrag ist dies möglich.

In anderen Fällen, so bei Kindern, wird die „voluntas aegroti" durch Sorgeberechtigte ersetzt, wobei bei größeren Kindern in zunehmendem Maße die „voluntas aegroti" unmittelbar maßgeblich wird.

Richtig problematisch wird es aber erst, wenn der Mangel an „voluntas aegroti" nicht nur formal zu überwinden ist, sondern wenn die „voluntas aegroti" der ärztlichen Initiative entgegensteht. Der Patient kann z. B. eine Erklärung abgegeben haben, daß er überhaupt oder in einer bestimmten Situation nicht mehr behandelt werden will. Wenn dann aus medizinischer Sicht eine Behandlungsbedürftigkeit eintritt, ist der Patient nicht mehr in der Lage, eine eventuelle Willensänderung vorzunehmen oder zu äußern. Genau diese Situation liegt aber vor, wenn der Patient eine sogenannte „living-will-Erklärung" abgegeben hat. Die Frage ist, ob die „voluntas aegroti", in diesem Falle sogar eine schriftlich fixierte, in die – wenn auch nicht in allen Einzelheiten – vorhergesehene Situation hinein fortwirkt. Man könnte meinen: Ja. Wirkt doch z. B. beim Testament der Wille sogar über den Tod hinaus fort. Muß er nicht um so mehr beim *Lebenden* in eine Situation der Willensunfähigkeit hinein fortwirken? Es ist dies jene Situation, die etwa auch dem bekannten Krefelder Urteil zugrunde gelegen hat:

Eine ältere Frau hatte ihrem Hausarzt mehrfach erklärt, daß sie im Falle einer gesundheitlichen Krise nicht mehr in ein Krankenhaus verbracht werden wollte. Vielmehr wollte sie ihrem verstorbenen Ehemann in den Tod nachfolgen. Als die

Krise, vermutlich sogar absichtlich herbeigeführt, eingetreten war, beschränkte sich der Arzt darauf, bis zum Eintritt des Todes bei der Patientin zu bleiben.

Ihm wurde dann aber vorgeworfen, er hätte Maßnahmen zur Behandlung ergreifen müssen. Im Urteil des Bundesgerichts wird diese Notwendigkeit prinzipiell auch bejaht. Trotz der gegenteiligen Erklärung der Patientin wurde vom Bundesgericht Lebenswille für den Fall der Krise angenommen. Der Arzt wurde dennoch nicht belangt, und zwar unter dem Gesichtspunkt, ihm sei ein Eingreifen unter den obwaltenden Umständen nicht zumutbar gewesen.

Das Urteil ist dogmatisch nicht befriedigend. Wäre es aber bei dem ursprünglichen Freispruch des Landgerichtes in Krefeld geblieben, der deswegen erfolgt ist, weil das Landgericht annahm, der Patientenwille wirke in die Krise hinein fort, dann wäre die rechtliche Basis für die zahllosen living-will-Erklärungen geschaffen worden, die zahlreiche Menschen in Deutschland unterschrieben haben. Ärztliche Erfahrung spricht aber dagegen, daß angesichts der konkreten Notlage ein solcher Patientenwille, der in gesunden oder relativ gesunden Tagen formuliert und unterschrieben worden ist, durchhält. Viele Menschen müßten hilflos ihrem Schicksal überlassen werden, und zahlreiche Möglichkeiten der Rettung würden verspielt.

Andererseits würde es der Menschenwürde eklatant widersprechen, eine Behandlung gegen den Willen des bewußt diesen Willen gegenwärtig vertretenden Patienten durchzuführen. Ein Verbot des Patienten muß also als gültig und wirksam angesehen werden, solange dieser es aktuell und selbst zum Ausdruck bringen kann. Psychiatrische Ausnahmefälle sollen hier unberücksichtigt bleiben. Dagegen müssen Zweifel am Durchhalten des Patientenwillens erhoben werden, wenn dieser ihn nicht mehr aktuell vertreten kann. Solche Zweifel aber genügen, angemessene und vernünftige ärztliche Eingriffe zur Lebenserhaltung zu rechtfertigen. So findet die „voluntas aegroti" selbst dann, wenn sie Verbotscharakter trägt, in Grenzsituationen ihre Schranken.

Gebote, Wünsche oder Forderungen des Patienten können auf der anderen Seite den Arzt nicht gegen sein, des Arztes, Gewissen verpflichten. Der Arzt wird vielmehr seine „suprema lex", die sich aus seinem Menschenbild ergibt, entgegenhalten müssen.

Es sei dies an aktuellen Beispielen verdeutlicht:

So steigt zur Zeit die Nachfrage nach *Euthanasie,* weil eine neue demographische Situation und eine Änderung der Mentalität diese als technische Lösung nahelegen. Demographisch wirkt sich bei uns die Überalterung der Bevölkerung dahin aus, daß das Sterben der Alten die Jüngeren sowohl im mikrosozialen (familiären) als auch im makrosozialen Bereich stärker belastet, sei es mitmenschlich, sei es wirtschaftlich. Die Abwehr der Jüngeren und die Furcht der Alten vor Verlassenheit vereinen sich in der Forderung nach einem „kurzen Prozeß" des Tötens – oder mindestens nach dessen Zulassung. Hinzu kommt jene Änderung der Mentalität, die Jeremy Bentham, Hamlet parodierend, in den Satz faßte: „To be happy or not to be at all, that ist the question!" Heute sprechen wir davon, daß Lebensqualität vor Leben geht – oder in Medizinerkreisen, daß wir den Jahren Leben geben wollen und nicht dem Leben Jahre. Hackethals Forderung „Mitleidstötung, Patientenrecht und Arztpflicht" trägt dem Rechnung.

Doch steht solcher „voluntas aegroti" die ärztliche Verpflichtung zugunsten des Lebens gegenüber, eine meines Erachtens unüberwindliche „lex medici", die, soweit aktives Töten betroffen ist, jeder „voluntas aegroti" superior bleiben muß.

Zur Diskussion über die *Abtreibung* trägt unsere Unterscheidung bei, daß ein Tötungs*verbot* im Zweifel einem Hilfs*gebot* grundsätzlich vorangeht. Dies gilt auch für das „bedingte Zeugen", also die Erzeugung eines Menschen mit dem Vorbehalt, ihn nur bei Erfüllung bestimmter Bedingungen am Leben zu lassen. Als Extrembeispiel steht die Forderung von Edwards nach Präimplantations-Screening, mit dem er genetisch belasteten Paaren durch Selektion zu gesunden Kindern verhelfen will. Auch die Inkaufnahme einer „Mehrlingsreduktion" durch (un)selektiven Fetozid, um Kinderwunsch zu erfüllen, müßte ethisch daran scheitern, daß der Arzt damit die Übertretung eines Tötungsverbotes einplant.

Für die Frage der ärztlichen Mitwirkung bei *Kontrazeption* wären die Kategorien Gebot/Verbot ebenfalls zu untersuchen.

Wenn der Arzt zwischen *Interessen des einzelnen und der Gesellschaft* in Konflikte gerät, findet die dem Arzt eigene Parteilichkeit zugunsten des Patienten ihre Grenzen insofern, als die „salus aegroti" zwar seine positive Handlungsnorm, die „salus populi" aber seine negative darstellt.

An dieser Stelle sei schließlich noch auf jene Konfliktsituation hingewiesen, die sich in Zukunft häufiger als bisher ergeben wird, nämlich dadurch, daß die Interessen zweier Patienten miteinander in Konflikt geraten. Mehr und mehr führt ja die moderne pränatale Diagnostik nicht mehr nur zum euphemistisch so genannten therapeutischen Abort, sondern auch zu einer *pränatalen Therapie*. Diese aber wird sich, ob sie pharmakologisch, chirurgisch, mit Strahlen oder diätetisch eingreift, immer *durch die Mutter hindurch* auf das Kind richten. Dessen (unterstellter) Lebenswille und der mögliche Wille der Schwangeren, von den Maßnahmen zugunsten des Kindes unbehelligt zu bleiben, stehen in unlösbarem Konflikt. In der amerikanischen Rechtsprechung hat sich eine Tendenz dazu gezeigt, solche Konflikte nach Eintritt der „viability" des Kindes zu Lasten der Mutter und zugunsten des Kindes zu lösen. So gibt es Verurteilungen zur Duldung des Kaiserschnittes aus kindlicher Indikation. Die „voluntas aegroti" zur „suprema lex" zu machen, nützt in solchen Fällen wenig, da zwei „voluntates" miteinander im Widerstreit liegen können.

Auch für die Lösung dieser Konflikte gilt, daß das Lebensrecht des Kindes nicht unmittelbar zu einem Anrecht auf all jene Maßnahmen verhilft, die dieses Leben erhalten, sondern daß das Lebensrecht des Kindes vielmehr zunächst nur ein defensives ist. Man darf es nicht aktiv töten. Ob man ihm auch ungewöhnliche Mittel zur Erhaltung seiner Existenz verschaffen muß, hängt von den Umständen ab, von den zur Verfügung stehenden Ressourcen und in dem Fall, in dem es noch nicht geboren ist, auch von der Zumutbarkeit von Eingriffen für die Mutter. Umgekehrt dürfte sich die Verpflichtung der Mutter für das Kind zunächst einmal darauf beschränken, nichts gegen dessen Existenz zu tun. Wesentliche Eingriffe an ihrem eigenen Körper zugunsten der Existenz des Kindes zu dulden, kann schlechterdings nicht verlangt werden oder allenfalls nur in engen Grenzen. Die Tendenz der amerikanischen Justiz, Lebenswille und Lebensrecht des Kindes gegenüber den Ansprüchen der Mutter absolut zu setzen, dürfte sich daher mit mitteleuropäischen Auffassungen nur schwer vereinbaren lassen.

Eine makabre Anwendung des Prinzips der (anzunehmenden) „voluntas aegroti" findet bei der *hirntoten Schwangeren* statt, die noch „post mortem" apparativ über Wochen gleichsam vitalkonserviert ihr Kind austragen soll, wie dies in Schweden und bereits mehrfach in den USA praktiziert wurde. „Voluntas aegroti (des Kindes) ad vitam", Lebenswille, wird dabei − und sicher nicht falsch − unterstellt. Es ist hier nicht der Platz, die Frage zu beantworten. Doch läßt sich an einem solchen Fall, der es auf die Spitze treibt, zeigen, daß es nicht das (unbezweifelbare) absolute Lebensrecht des Kindes ist, das ihm eventuell Anspruch auf extreme Maßnahmen der Lebenserhaltung verleiht, sondern allenfalls das relative Recht auf Teilhabe an den Möglichkeiten dazu.

Das ungeborene Kind in der toten Mutter, das über deren teure Vitalkonservierung gesund ins Leben treten möchte und könnte, ist nur ein Extrembeispiel für den hilfsbedürftigen Menschen, für den Hilfe technisch möglich ist, die aber an ihrer Unbezahlbarkeit scheitern kann, sei diese nur wirtschaftlich, oder sei diese sittlich in dem Sinne einer menschlichen Überforderung.

So entbindet uns der Rekurs auf den einfachen Satz „Salus aegroti suprema lex" nicht von der Pflicht, immer wieder das den Verhältnissen angemessene, das Verhältnismäßige − oder mit dem alten Ausdruck das „medium ordinarium" zu suchen, damit wir in der Ordnung bleiben.

Kommentar zu „Voluntas aegroti suprema lex"

Der Patient als Entscheidungssubjekt

R. Toellner

Die Referate von Herrn Günther und Herrn Wuermeling zum Selbstbestimmungsrecht des Patienten zeigen − unabhängig voneinander −, wieweit die Beurteilung dieses Grundrechtes des autonomen Menschen zwischen Jurisprudenz
und Medizin inzwischen unstrittig geworden ist, und bestätigen meine Erfahrung, daß während der letzten zwölf Jahre in dem Maße, in dem die Juristen Verständnis für die spezifische ärztliche Handlungssituation gewonnen haben, die
Ärzte die juristische Grenzziehung ihres Handelns zunehmend als Hilfe und
nicht als sachlich unzulässige und gefährliche Einschränkung ärztlichen Handelns erfahren.

Obwohl sich keine bemerkenswerten Widersprüche in der Beschreibung des
Selbstbestimmungsrechtes des Patienten und dessen Grenzen auftun, sind doch
Verschiebungen der Akzente und der Perspektiven deutlich. Herr Günther sieht
die Einschränkungen des Patientenwillens naturgemäß vom Rechtsstandpunkt
und von seiten des Patientenwohles aus, Herr Wuermeling von der ärztlichen
Handlung aus. Er beschreibt Situationen, in denen nicht nur das Patientenwohl
dessen Willen limitiert, sondern auch solche, in denen der Patientenwille auf die
Grenzen der ärztlichen Ethik und nicht nur auf die „der guten Sitten" stößt.

Herr Wuermeling streift in seinem Referat das spezifische Problem der medizinischen Forschung am Menschen, weil hier Verstöße gegen das Selbstbestimmungsrecht des Menschen zu den ersten ausdrücklichen und mit rechtlichen
Sanktionen bewehrten Bestimmungen zum Aufklärungs- und Einwilligungsge-
bot geführt hat. Auf diese besondere Situation des Arzt-Patient-Verhältnisses
kann ich aus Zeitgründen nicht eingehen, ebensowenig wie auf die wichtige Frage, ob es eine Definition des Patientenwohles geben kann „durch die die Regeln
der ärztlichen Heilkunst formenden *objektiven Erkenntnisse der medizinischen
Wissenschaften*", wie sie Herr Günther unterstellt. Der Krankheitsbegriff ist ein
normativer Relationsbegriff, in den untrennbar die personal-individuellen, die
sozialen und die medizinischen Bedingungen von Ort und Zeit eingehen.

Wegen der Bedeutung aber, die der Patientenwille in der Arzt-Patient-Hand-
lung hat − nicht zuletzt in der zwischen Jurisprudenz und Medizin noch nicht
hinreichend geklärten Frage der Patientenaufklärung −, will ich hier nur auf den
Patienten als Entscheidungsobjekt eingehen, nachdem ich eine Vorbemerkung
zum sittlichen Charakter der ärztlichen Handlung gemacht habe.

Der sittliche Charakter der ärztlichen Handlung

Medizin ist weder historisch noch systematisch von ihrem Gegenstand oder ihrer Methode als einheitliche Wissenschaft zu beschreiben. Was die unterschiedlichsten Gegenstände ihrer Forschung (Molekül – Person) und die dabei gebrauchten unterschiedlichsten Methoden (naturwissenschaftliche, sozialwissenschaftliche, klinische, hermeneutische Verfahren) zur *Einheit* zusammenbindet und zur Ganzheit der Medizin integriert, ist *allein* ihre Aufgabe: der in einer langen europäischen Tradition uneingeschränkt gültige, von der Solidargemeinschaft getragene und gegebene *Auftrag,* gefährdetes menschliches Leben zu schützen, beschädigtes menschliches Leben wiederherzustellen oder zu bessern, behindertes menschliches Leben zu bessern oder zu erleichtern.

Aus dieser Feststellung ergibt sich für unseren Zusammenhang:
– Eine Medizin, die diesem Auftrag verpflichtet ist, hebt sich selbst auf, wenn sie den Lebenssinn und das Lebensrecht des beschädigten oder behinderten menschlichen Lebens auch nur in Frage stellen läßt, geschweige denn leugnet.
– Alle medizinische Forschung, speziell die biomedizinische Forschung am Menschen, ist nur von dieser Aufgabe her legitimiert.
– Die Ergebnisse dieser Forschung, die dem ärztlichen Auftrag dienen, können konkret nur wirksam werden in der ärztlichen Handlung, d. h. im Einzelfall, in der Arzt-Patient-Beziehung.

Das traditionelle Arzt-Patient-Verhältnis ist eine personale Zweierbeziehung, die vom *Patienten* initiiert wird. Der Patient ist ein Mensch, der in körperlichen oder leibseelischen Nöten sich selbst innerhalb seiner Lebenswelt nicht mehr zu raten und zu helfen weiß und daher den Arzt ruft bzw. aufsucht in dem *antizipatorischen* Vertrauen, dieser werde ihm raten und helfen können. Der Beruf des Arztes ist es also, diesen Rat und diese Hilfe zu leisten, indem er medizinisches Wissen nach dem „state of the art" und „lege artis" im diagnostisch-therapeutischen Prozeß in konkrete ärztliche Handlung umsetzt. Der diagnostisch-therapeutische Prozeß erfordert unausweichlich die Befolgung sittlicher Normen, denn er ist eine Kette von Entscheidungen, bei denen der Arzt ständig Urteile fällen muß. D. h. er muß diejenigen Singuläraussagen über seinen Patienten finden, die es ihm erlauben, das Individuum unter einen generellen Begriff zu subsumieren. Das Entscheidungsfindungs-, Urteilsfindungs- und Subsumierungsproblem sind neben dem probabilistischen Charakter alles biomedizinischen Wissens, das nur Wahrscheinlichkeitsaussagen erlaubt, die Hauptprobleme der Methodologie ärztlicher Handlung, denn Entscheidungs- wie Urteilsfindung enthalten *unaufhebbar subjektive* Momente. Die *Subjektivität* des ärztlichen Erkenntnis-, Entscheidungs- und Handlungsprozesses, die *Irreversibilität* der Handlungen, die *prinzipielle Unsicherheit* des intendierten Handlungserfolges, vor allem aber, daß es der Arzt nicht mit Erkenntnis- und Handlungsobjekten, sondern mit Personen, mit selbstbestimmten Entscheidungssubjekten zu tun hat, machen ethische Normen (Maximen) zu konstitutiven Bestandteilen der ärztlichen Handlung. Denn das Vertrauen des Patienten bezieht sich nicht primär auf die Sicherheit des medizinischen Wissens oder den Erfolg der ärztlichen Handlung, sondern auf die Zuverlässigkeit des ärztlichen Verhaltens. Nur wenn der Patient überzeugt ist, daß der Arzt nach bestem Wissen und Gewissen handelt, kann er sich in die Hand des Arztes geben. Nur wenn der Arzt den Maximen der ärztlichen Handlung folgt und sich so verhält,

– daß er jederzeit in jedem Patienten ohne Ansehen der Person die Würde des Menschen schützt und dessen Selbstbestimmungsrecht achtet;
– daß er über das Wohl des Patienten nicht sein eigenes oder das Interesse Dritter stellt;
– daß er das menschliche Leben in allen seinen Formen schützt und bewahrt;
– daß er sich jederzeit seiner Verantwortung vor dem Patienten und der Allgemeinheit bewußt ist und selbstkritisch seine Kompetenz nicht überschreitet,

rechtfertigt er das Vertrauen des Patienten. Diese seit den Tagen des Hippokrates überlieferten ethischen Prinzipien ärztlichen Handelns gelten, nicht weil sie so alt, sondern weil sie jeder ärztlichen Handlung immanent sind.

Der Patient als Entscheidungssubjekt

Entgegen Anschein und Sprachgebrauch ist der Arzt in der Arzt-Patient-Beziehung nicht der allein Handelnde, Entscheidungssubjekt, und der Patient der Behandelte, Entscheidungsobjekt. Der Patient ist vielmehr an der ärztlichen Handlung als Entscheidungssubjekt beteiligt.

Sein Entschluß, zum Arzt zu gehen, löst die ärztliche Handlung aus. An jeder Phase des damit anlaufenden Prozesses ist der Patient aktiv beteiligt. Es liegt bei ihm, welche Auskünfte er über sich gibt und welche nicht, welche Untersuchungen er zuläßt und welche er verweigert. Er entscheidet, ob er die ärztliche Beschreibung seines Zustandes (Diagnose) annimmt oder nicht und ob er schließlich den ärztlichen Anordnungen folgt oder ihnen nicht folgt. Letztlich läuft freilich alles darauf hinaus, daß der Patient nur eine Möglichkeit der Entscheidung hat, nämlich die, die Entscheidungen des Arztes anzunehmen oder abzulehnen. Aus welchen Gründen auch immer er die Entscheidungen des Arztes ablehnt, er kann es nicht aus Sachgründen und er kann es nicht emotional neutral tun. Denn im ersten Fall müßte er selbst sachverständig, also z. B. Arzt, sein, im zweiten Falle aber selbst nicht betroffen, also gesund sein. Je stärker aber das Wohlbefinden beeinträchtigt ist, je größer die Sorge, der Schmerz, Krankheitsfurcht oder gar Todesangst werden, und das heißt, je wesentlicher die Entscheidungen des Arztes den Patienten in seiner Existenz betreffen, um so weniger ist er in der Lage, neutral, d. h. emotionsfrei, über Risiken und Chancen seiner Behandlung selbständig zu entscheiden. Um so mehr ist er geneigt und darauf angewiesen, die Entscheidung des Arztes anzunehmen, und um so mehr erwartet er eigentlich vom Arzt, daß dieser für ihn verantwortlich die notwendigen Entscheidungen treffe. Hier liegt die faktische Einschränkung der Autonomie des Patienten und der Grund für die unaufhebbare Asymmetrie im Arzt-Patient-Verhältnis. Ein neutrales Berater-Klient-Verhältnis ist nicht möglich, sosehr es den Berater auch von Verantwortung entlasten würde.

Das Ideal des „mündigen Patienten" ist also bei Licht gesehen eine „contradictio in adjecto" – je mehr ich Patient bin, desto weniger bin ich in der Lage, über mich selbst zu entscheiden. Mit dem Grade der Betroffenheit steigt die Befangenheit, die ein nüchternes Urteil nicht mehr zuläßt. Niemand kann diesen Sachverhalt glaubwürdiger bezeugen als Ärzte, die selbst Patienten wurden. Es bleibt also zweierlei festzuhalten:

- Für die ärztliche Handlung ist der Patient nicht Objekt, über das entschieden wird, sondern Partner im diagnostisch-therapeutischen Entscheidungsprozeß. Der Patient hat nicht nur die Freiheit, die Interaktion mit dem Arzt zu jeder Zeit abzubrechen, er muß sie auch haben. Denn der Entschluß, sich dem Arzt anzuvertrauen, der Entschluß, sich notfalls zum bewußt- und willenlosen Objekt ärztlicher Handlung zu machen (z. B. bei der Operation, Bestrahlung mit radioaktiven Substanzen), darf nicht fremdbestimmt sein.
- Dennoch ist ein solcher Entschluß – sich dem Arzt anzuvertrauen – in der Regel nicht das Ergebnis einer freien, unbefangenen Abwägung von Risiko und Chance aufgrund erschöpfender Sachinformationen, sondern Ausdruck der Hoffnung auf Hilfe in der Not. Hier liegt die Problematik der Informations- und Aufklärungspflicht.

Aus diesem Sachverhalt resultiert die Verantwortlichkeit des Arztes. Er muß eine Entscheidung treffen, deren Risiko nicht er, sondern ein anderer zu tragen hat. Dies ist das ethische Hauptproblem des ärztlichen Handelns. Diese schwere Verantwortung kann der Arzt nur übernehmen, wenn er sich im Besitz der dazu nötigen Sachkompetenzen weiß und jederzeit sein Handeln vor seinem Gewissen rechtfertigen kann, d. h. wenn er die ethischen Anforderungen, die seine Tätigkeit an sein Verhalten stellt, erfüllt.

Da in die ärztliche Entscheidungsfindung notwendig subjektive Bewertungen eingehen, ist der Patient vor für ihn schädlichen Entscheidungen nur dann geschützt, wenn unter den Bewertungskriterien des Arztes das sittliche Postulat „nützen und nicht schaden" unter allen Umständen den höchsten Rang behauptet. So ist z. B. für die ärztliche Handlung eine aus reinem Erkenntnisinteresse gestellte Diagnose sinnlos und daher unerlaubt.

Die Diagnostik ist *Teil des Prozesses* der ärztlichen Handlung, kein isolierter Erkenntnisakt, keine bloße Feststellung von „Fakten" und Befunden, sondern zielgerichtete Handlung, die nur vom *Ziel* her gerechtfertigt ist. Wenn man die biomedizinische Forschung, in der die Diagnose als reiner Erkenntnisakt nach Aufklärung und Einwilligung des Patienten zugelassen ist, ausnimmt, ist die Diagnostik ohne prognostische oder therapeutische Konsequenz (im weitesten Sinn) unärztlich und unethisch. Diagnostik darf nie Selbstzweck sein, sie ist immer um eines ärztlichen Zieles willen da. Sie ist immer Mittel, nie Zweck. Je größer die prognostischen und therapeutischen Konsequenzen der Diagnose sind, um so sicherer muß sie sein. Je größer die Zweifel an der Diagnose sind, um so vorsichtiger und zurückhaltender müssen die prognostischen und therapeutischen Konsequenzen gezogen werden. Das Bedenken der Folgelasten kann zum Verzicht auf Konsequenzen, ja zum Verzicht auf die Diagnose selbst führen. Die Diagnose hat ihr Recht allein in ihrer Funktion für die therapeutische Entscheidung oder prognostische Aussage. Der Arzt kann sich also bei der ärztlichen

Entscheidung nicht als Person (als sittlicher Charakter) aus der Entscheidungsfindung zurückziehen. Persönliche Neutralität (Abstraktion von der Subjektivität, das Ideal wissenschaftlicher Erkenntnis und Verfahrensregel) ist nicht möglich, das heißt, der Arzt, der sich auf die Rolle des Experten reduzieren läßt oder sich selbst nur als Experte sieht, ist kein Arzt mehr. Er muß in seinem Fach Experte sein, seine fachliche Kompetenz ist die unabdingbare Voraussetzung für sein ärztliches Handeln, die notwendige, aber eben nicht die zureichende Bedingung. Der entscheidende Unterschied von Experte und Arzt ist der, daß der Experte nach wissenschaftlichen Sachkriterien entscheidet und handelt, der Arzt nach den seiner Kunst immanenten ethischen Prinzipien: Wissen kann Gewissen nicht ersetzen.

Aus der personalen Struktur des Arzt-Patient-Verhältnisses folgt auch, daß jede ärztliche Handlung zustimmungsbedürftig, ihre Inanspruchnahme also absolut freiwillig ist und die Entscheidungsfreiheit des Patienten uneingeschränkt respektiert werden muß. Dennoch braucht der Arzt die Willensentscheidung seines Partners nicht als unabänderliches Faktum hinzunehmen, wenn der Entscheidung erkennbar Informationsmängel oder Urteilsmängel zugrunde liegen. Er ist dann verpflichtet, sich um die Beseitigung dieser Mängel zu bemühen. Auf keinen Fall darf er jedoch seinen Willen gegen den Willen des Patienten oder seine persönlichen Wertvorstellungen gegen die des Patienten durchsetzen. Auf der anderen Seite ist der Patient auch nicht berechtigt, ein Handeln des Arztes, das den ethischen Prinzipien ärztlicher Handlung widerspräche, nach seinem Belieben zu verlangen. Es ist eine generell noch ausstehende, aber dringend notwendige Aufgabe der ärztlichen Ethik, diejenigen Handlungen begründet zu charakterisieren, die der Arzt auch dann nicht realisieren dürfte, wenn eine gültige Zustimmung des Patienten nach Aufklärung vorläge. Herrn Wuermeling ist daher sehr zu danken, daß er solche Grenzfragen genannt hat, wie Insemination, In-vitro-Fertilisation, Präimplantationsdiagnostik, Fetozid, die mögliche Konkurrenz zwischen Mutterwille und Kindeswohl und Euthanasie. Gerade in extremen Situationen wird sich die Reichweite und Tragfähigkeit sittlicher Maximen in der Medizin erweisen müssen.

Literatur

1. Hofer, E.: Das ärztliche Denken; Berlin (Ost) 1979
2. Toellner, R.: Der Patient als Entscheidungssubjekt; in: Anamnese, Diagnose und Therapie (= Münstersche Beiträge zur Geschichte und Theorie der Medizin 20), Hgg. R. Toellner und K. Sadegh-zadeh, Münster 1983
3. Wieland, W.: Strukturwandel der Medizin und ärztliche Ethik; Heidelberg 1986

Kommentar zu „Voluntas aegroti suprema lex" aus philosophischer Sicht

W. Vossenkuhl

Wie Hans Ludwig Günther bin ich überzeugt, daß der Wille des Kranken zwar grundgesetzlich geschützt ist, dennoch aber keine allgemeine Verbindlichkeit für die ärztlichen Entscheidungen hat. Ich folge ihm auch in der Empfehlung, den Willen des Patienten mit dessen gesundheitlichem Wohl in Einklang zu bringen. Schließlich bin ich ebenfalls überzeugt, daß der Arzt primär dem Wohl und dann auch dem Willen des Kranken verpflichtet ist. Ich habe keinen Dissens anzumelden, was die Resultate der rechtlichen Argumentation angeht.

Ich möchte lediglich die Bedingungen klären, unter denen diese Resultate ethisch akzeptabel sind. Diese Bedingungen können wir unter dem Begriff der moralischen Integrität des Patienten zusammenfassen. Die Bedingungen der moralischen Integrität hängen davon ab, wie der Wille des Patienten zu verstehen ist. Ist der Wille des Patienten ein nicht relativierbarer Bestandteil seiner moralischen Integrität, oder kann er notfalls ignoriert oder relativiert werden?

Der Wille des Kranken

Günther hat die Bedingungen genannt, unter denen die Einwilligung des Patienten zu einer ärztlichen Entscheidung nicht erforderlich ist. Eine davon ist die mangelnde Einsichtsfähigkeit. Der Patient versteht die Tragweite und Bedeutung eines Eingriffs nicht. Deshalb kann sein Wille nicht darüber entscheiden, ob der Eingriff seinem gesundheitlichen Wohl dient oder nicht. Herr Günther denkt an den Bewußtlosen, Geisteskranken, Volltrunkenen und an Minderjährige bis zum Alter von 14 Jahren.

Dies sind klare Fälle, in denen es an Einsichtsfähigkeit mangelt. Eine Willensbildung und damit eine Urteils- und Entscheidungsfähigkeit sind ausgeschlossen. Der Wille des Patienten wird nicht mißachtet. Es gibt ihn gar nicht. Der Arzt entscheidet nach seinem eigenen Willen, orientiert am Wohl des Patienten.

Wenn der Wille einer Person nicht feststellbar oder noch nicht gebildet ist, kann er für die moralische Rechtfertigung einer ärztlichen Entscheidung keine Rolle spielen. Die moralische Integrität des Patienten ist dennoch unter der ärztlichen Fürsorgepflicht gewahrt. Dies gilt für die genannten Fälle. Offenbar gibt es aber auch Fälle, in denen der Wille des Patienten bewußt außer acht bleibt, obwohl er bei Bewußtsein und urteilsfähig ist. Hier handelt es sich um Situationen, in denen sich der Gesundheitszustand des Patienten verschlechtern könnte, wenn er über seine Lage und die ärztlichen Optionen voll aufgeklärt würde. Dann gibt es Fälle wie den Suizidwunsch, in denen der Wille des Patienten aus rechtlichen Gründen nicht befolgt werden darf.

Der Wille des Patienten wird in seinem Verhältnis zum Willen und zur Entscheidung des Arztes offenbar unterschiedlich bewertet. Er soll einerseits geschützt sein, ist aber andererseits ignorierbar oder relativierbar. Wie ist dies moralphilosophisch zu verstehen?

Es gibt kein einheitliches Verständnis der moralischen Integrität von Personen. Wenn wir unserer Verfassung folgen, ist das Selbstbestimmungsrecht der Gehalt der moralischen Integrität. Herr Günther hat auf die Bedingungen des Selbstbestimmungsrechts hingewiesen. Mit dem Selbstbestimmungsrecht anerkennen wir die Unantastbarkeit der Würde des Menschen (nach Art. 1 Abs. 1 GG), die freie Entfaltung der Persönlichkeit im Rahmen des Sittengesetzes und der Verfassung, die Unverletzlichkeit der Freiheit der Person, das Recht auf Leben und körperliche Unversehrtheit (nach Art. 2 Abs. 1 und 2 GG).

Der Wille der Person spielt im Rahmen dieser Kriterien der moralischen und rechtlichen Integrität eine zweifache Rolle. Dies entspricht seiner zweifachen Bedeutung. Er kann einmal als Ursache einer Handlung, also instrumental oder funktional verstanden werden. Zum andern kann der Wille als Gehalt eines Wunsches oder Handlungsziels, also propositional, verstanden werden.

Dem Willen der Person billigt unsere Verfassung weder im propositionalen noch im instrumentellen Sinn einen absoluten, unantastbaren Wert zu. Der Wille wird vielmehr relativ zur moralischen Integrität der Person bestimmt. Er wird nicht synonym mit „freier Entfaltung der Persönlichkeit" oder „Freiheit der Person" verstanden. Der Wille der Person ist ein Instrument der Selbstbestimmung, nicht aber ihr Gehalt. Der Gebrauch dieses Instruments wird eingeschränkt durch die eigene Würde und die jedes anderen, durch Verfassung und Sittengesetz.

Die Verfassung schützt also, genau genommen, nicht den Willen einer Person, sondern dessen Verhältnis zu den Kriterien der moralischen Integrität. Der Wille im propositionalen Sinn, d.h. das, was eine Person will, muß diesen Kriterien entsprechen. Dann ist das, was die Person will, ebenfalls moralisch integer und schutzwürdig. Die Konsequenzen für unseren Problemzusammenhang sind evident. Da z.B. Tötung auf Verlangen das Leben als Rechtsgut mißachtet und damit gegen die Verfassung verstößt, darf ein Arzt einem entsprechenden Wunsch eines Patienten nicht nachkommen. (Er sollte diesem Wunsch aber vor allem deshalb nicht nachkommen, weil er seine eigene Entscheidung verantwortlich fällen muß. Dies setzt voraus, daß er sich nicht äußeren Bedingungen, wie den Wünschen eines Patienten, beugt.)

Der moralisch integre Wille einer Person ist eine notwendige Bedingung ihres Verhältnisses zu anderen Personen. Auf das Verhältnis des Arztes zu seinem Patienten angewandt, bedeutet dies, wenn der Patient einen Eingriff des Arztes nicht will, dann darf der Arzt den Eingriff nicht vornehmen. Dies gilt nur, wenn der Wille des Patienten moralisch integer ist. Beim Suizidwunsch ist dies, jedenfalls auf der Basis unserer Verfassung, nicht der Fall.

Warum ist der Wille im instrumentellen Sinn nicht Teil der moralischen Integrität einer Person? Schließlich ist er doch als Instrument der Selbstbestimmung unersetzlich. Er ist in der Tat unersetzlich, weil Selbstbestimmung nur als eigenverantwortliches Handeln möglich ist und Verantwortung Freiheit voraussetzt.

Freiheit schließt aber den freien Willen ein. Sie schließt in jedem Fall, wie immer wir die Möglichkeit eines freien Willens beurteilen, äußeren Zwang aus. Deshalb ist der Wille im instrumentellen Sinn dann geschützt, wenn er der Erfüllung der Kriterien der Selbstbestimmung dient. Ist der freie Wille deshalb nicht intrinsisch mit der moralischen Integrität der Person verknüpft?

Der unbehinderte, von Zwang freie Wille ist eine notwendige, aber keine hinreichende Bedingung der moralischen Integrität der Person, so wie sie unsere Verfassung versteht. Die Würde des Menschen ist nämlich auch dann unantastbar, wenn er minderjährig, bewußtlos, geisteskrank oder volltrunken ist. Wir können daher nicht von einer intrinsischen Beziehung zwischen dem freien Willen und der moralischen Integrität der Person sprechen.

Wir können aber für die Person, deren Bewußtsein nicht getrübt, die urteilsfähig ist und zwischen guten und schlechten Alternativen unterscheiden kann, den freien Willen als notwendige Bedingung ihrer moralischen Integrität annehmen. Damit fordern wir lediglich: wenn diese Person aufgrund äußerer Bedingungen ihren freien Willen nicht ausüben kann, dann ist ihre moralische Integrität verletzt. Wenn der freie Wille aber in diesem Sinn eine notwendige Bedingung der moralischen Integrität ist, hat dies Folgen für jedes zwischenmenschliche Verhältnis, auch für das zwischen Arzt und Patient.

Der freie Wille schließt in einem minimalen Sinn ein, daß eine Person die Alternativen kennt, zwischen denen sie wählen kann. Wozu sie sich dann entscheidet, mag von einer Fülle weiterer Bedingungen abhängen. Es spielt für unseren Zusammenhang keine Rolle, ob die Entscheidung von äußeren Einflüssen frei sein kann oder nicht. Es geht lediglich um die Kenntnis der wählbaren Alternativen. Eine solche Kenntnis setzt voraus, daß die Person ausreichend informiert ist. Sie setzt nicht voraus, daß die Person die Informationen in einem umfassenden Sinn verstehen oder beurteilen kann. Die Person muß lediglich zwischen der für sie vorteilhaften und nachteiligen Alternative unterscheiden können.

Wenn ihr, aus welchen Gründen auch immer, die Informationen vorenthalten werden, die sie für eine Wahl zwischen Alternativen benötigt, wird nicht nur ihr Wille eingeschränkt. Ihre moralische Integrität wird ebenfalls verletzt. Dies ist eine Konsequenz daraus, daß der freie Wille eine notwendige Bedingung der moralischen Integrität ist. Fälle, in denen die moralische Integrität verletzt wird, nennt Herr Günther in seinem Papier: heimliche AIDS-Tests oder heimliche genetische Untersuchungen (z. B. genetic screening).

Paternalismus

Eine solche Verletzung der moralischen Integrität eines Patienten ist möglich, wenn der Arzt ihn aus Sorge um seinen Gesundheitszustand nicht über die Alternativen der Therapie aufklärt. Die Fälle, in denen die Verletzung der moralischen Integrität zur Maxime wird, kennen wir unter dem Begriff des Paternalismus.

Paternalistisch verhält sich der Arzt, der dem Patienten Informationen über seinen Zustand und die wählbaren Alternativen der Behandlung vorenthält und ihn statt dessen falsch informiert. Der Paternalist rechtfertigt sich damit, daß er

148

zum Besten, zum Wohl und im wohlverstandenen Interesse des Patienten handelt. Der Paternalist weiß, daß er gegen eine moralische Regel verstößt. Er nimmt in Kauf, daß der Patient davon nichts weiß und dazu keine Zustimmung gegeben hat.

Dieses Verhalten ist in der Literatur häufig und grundsätzlich kritisiert worden (vgl. u. a. die Beiträge von A. Buchanan, B. Gert und C. M. Culver in „Medicine and Moral Philosophy" ed. by M. Cohen, T. Nagel, T. Scanlon, Princeton 1982). Allen Buchanan hat z. B. die Rechtfertigungen untersucht, die zugunsten des Paternalismus geltend gemacht werden: daß so unnötiges Leid abgewendet werde, daß es einen stillschweigenden Vertrag zwischen Arzt und Patient gebe, der den Arzt dazu berechtige, Leid von ihm abzuwenden, daß der Patient ohnehin nicht kompetent sei, seinen Zustand medizinisch zu verstehen (a. a. O. 221–234).

Keine der verbreiteten Rechtfertigungen paternalistischen Verhaltens hält offenbar näherer Prüfung stand. Empirische Untersuchungen zeigen, daß Patienten, denen ihre schwere Erkrankung, z. B. an Krebs, mitgeteilt wird, nicht so gefährdet sind, wie wir und viele Ärzte dies intuitiv annehmen. Auch das Verschweigen der schweren Krankheit den nächsten Angehörigen gegenüber ist, nach diesen Untersuchungen, nicht damit zu rechtfertigen, daß der Patient vor unnötigem Leid bewahrt wird.

Diese empirischen Befunde ergänzen lediglich die Einsicht, daß jegliche Ignoranz gegenüber dem Anspruch des Patienten auf Information und Wahlfreiheit dessen moralische Integrität verletzt. Ein Arzt kann dennoch davon überzeugt sein, daß er mit gutem Grund dem Patienten seinen wirklichen Zustand vorenthält. Er kann den Paternalismus – im Einzelfall, nicht aber generell – sogar ethisch für gerechtfertigt halten, weil er dem Wohl des Patienten einen Vorrang gegenüber dessen Willen beimißt. Unter welchen Bedingungen ist dies denkbar?

Es gibt ein Argument, das es erlaubt, von Fall zu Fall paternalistisches Verhalten für gerechtfertigt zu halten. Es hat drei Stufen und sieht in knapper Form so aus: 1.) wenn ich erkenne, daß meine Handlung einer anderen Person oder mir selbst wahrscheinlich in einer Hinsicht hilft, in einer anderen aber schadet, darf ich diesen potentiellen Schaden nicht ignorieren. 2.) Ich darf den potentiellen Schaden auch nicht ignorieren, weil ich nur die guten Folgen meiner Handlung will, nicht aber die schlechten. 3.) Ich kann aber meine Handlung als die einzig gerechtfertigte betrachten, wenn ich keine Möglichkeit sehe, den Konflikt zwischen den guten und schlechten Folgen durch eine alternative Handlung zu vermeiden.

Dieses Argument setzt die Bedingungen der moralischen Integrität des Patienten nicht außer Kraft. Es darf nicht als Kosten-Nutzen-Argument verstanden werden. Es empfiehlt nicht, z. B. den eingeschränkten Willen des Patienten als vertretbare Kosten gegenüber dem großen Nutzen einer Therapie zu seinem Wohl zu verrechnen. Es ist lediglich ein Argument der Selbstprüfung, eine Form der Aufklärung meiner moralischen Optionen angesichts eines unlösbaren Konflikts.

Es kann einen solchen Konflikt geben, z. B. zwischen den Pflichten, Leben zu erhalten und die moralische Integrität des Patienten nicht zu verletzen. Jedenfalls kann ein Arzt mit guten Gründen annehmen, daß er in einem solchen Konflikt steht. Wenn er davon überzeugt ist, muß er sich zu einer der Pflichten entscheiden und die andere verletzen. Für seine Entscheidung gibt es keine allgemeine Regel. Deshalb ist der Paternalismus weder generell gerechtfertigt noch in jedem einzelnen Fall verboten.

Die Bedingungen, unter denen der Wille des Patienten relativierbar oder gar ignorierbar ist, sind aus ethischer Perspektive sehr eng. Da der Wille des Patienten als Instrument der Selbstbestimmung eine notwendige Bedingung seiner moralischen Integrität ist, kann er nicht generell ignoriert oder relativiert werden. Ausnahmen stehen in der Verantwortung des Arztes. Der Wille des Patienten ist sowohl im propositionalen als auch im instrumentellen Sinn nur relativ zu den Kriterien der Selbstbestimmung durch unsere Verfassung geschützt. Nur in dieser Relativität genießt der Wille einer Person, unabhängig davon, ob sie Patient oder Arzt ist, im moralisch und rechtlich begründeten Sinn Schutz.

Diskussion zu „Voluntas aegroti suprema lex"

Leitung: G. Wieland
Bericht: S. Koslowski

Zu Beginn der Diskussion fragte *Ch. Spaemann*:
1. ob für die Angehörigen von zu Hause Sterbenden eine absolute Pflicht beste-he, im Terminalstadium des Kranken den Arzt zu verständigen;
2. wo das Verbot heimlicher Aids-Test seine Grenzen finde?

Günther und *Schwemmle* wiesen darauf hin, daß die Angehörigen Sterbender weder das Recht hätten, einer Einweisung in das Krankenhaus sich zu widerset-zen, noch dazu, notwendige Hilfeleistungen zu unterlassen. Aus § 323c StGB fol-gerten unmißverständlich die Hilfspflichten der Angehörigen: Der Arzt sei im-mer zu verständigen. Mit seiner Ankunft gehe die Hilfspflicht der Angehörigen auf den Arzt über. Dabei sei zu beachten, daß der Hausarzt keineswegs dazu ver-pflichtet sei, Sterbende immer in die Klinik einzuweisen. *Mangold* erinnerte dar-an, daß in solchen Situationen stets der Hausarzt verständigt werden solle. Die-ser kenne die Krankheitsgeschichte des Patienten, was ihm eine sach- und situa-tionsgerechte Entscheidung ermögliche.

Dichgans sah in der „salus" − verstanden ausschließlich als körperliche Ge-sundheit − eine Verkürzung des ärztlichen Auftrags: Wer definiere die Grenzen zwischen Gesundheit und Krankheit, was sei mit dem seelischen Wohl des Pa-tienten? Die Angehörigen von Schwerkranken könnten am besten den Willen der Sterbenden erkennen. Auch zum Sterben sei der rechte Zeitpunkt zu finden und zu gewähren; das „Wohl" des Kranken sei deshalb ebenso wie sein Wille ei-nem höheren Sinnverständnis einzuordnen.

Dem entgegneten *Günther, Toellner* und *Wuermeling*, daß das „Wohl" Sterben-der
1. stets als Einzelfallentscheidung vom behandelnden Arzt zu bestimmen sei,
2. ärztliche Entscheidungen juristisch nicht objektivierbar seien,
3. die Angehörigen den Zustand des Kranken oftmals falsch beurteilen,
4. der Arzt wissen und beachten müsse, daß er nicht dazu befugt sei, zu entschei-den, wann ein Leben noch lebenswert oder die ärztliche Hilfe zu unterlassen ist.

Nach *Wuermeling* zeigt die gerichtsmedizinische Praxis zudem den häufigen Mißbrauch der Schutz- und Fürsorgepflicht von seiten der Angehörigen. Der verwahrloste Zustand vieler Alterstoter belege immer wieder die Notwendigkeit des gesetzlichen Gebots zur Hilfeleistung wie die Pflicht, in Notfällen den Arzt zu verständigen.

Dem Einwand *Vossenkuhls*, daß bei ärztlichen Entscheidungen Wert- und Sachurteile untrennbar ineinander verwoben seien, begegneten *Toellner* und *Krings* mit dem Hinweis, daß die „Sinnfrage" bei ärztlichen Entscheidungen nicht das Leben als Ganzes, sondern nur den möglichen Behandlungserfolg be-rühre.

Die Rechtsprechung hat bisher nicht bestimmt, ob bei Blutentnahmen eine all-gemeine Einwilligung des Patienten den möglichen Aids-Test mitumfaßt. *Gün-*

ther sagte hierzu, die allgemeine Einwilligung zur Blutentnahme schließe den Aids-Test ein; er betonte aber den nicht bindenden Charakter seiner persönlichen Rechtsauffassung. Dagegen sei ein heimlich, gegen den Willen des Patienten vorgenommener Aids-Test eindeutig rechtswidrig. Erfolge er im Rahmen einer allgemeinen Blutkontrolle, sei er nicht als Körperverletzung zu ahnden, weil der Akt der Blutentnahme mit der Einwilligung des Betroffenen erfolge.

Schwemmle sah im „Nutzen" für den Kranken das maßgebliche Kriterium zur Beurteilung von Aids-Tests. Vor Bluttransfusionen während einer Operation müsse beispielsweise der Aids-Test immer erlaubt sein: die mit Bluttransfusionen verbundene Infektionsgefahr gebiete dies im Interesse des Patienten. Dagegen lasse sich die bloße HIV-Kontrolle nicht als Pflicht für Risikogruppen legitimieren.

Günther mochte dem nicht zustimmen. Rechtlich verbiete sich immer der gegen den Willen des Kranken vorzunehmende Aids-Test bei „Normalpatienten". Auch sozialmedizinische Erwägungen dürften ihn nicht rechtfertigen; daher lasse sich die Zwangsuntersuchung von Risikogruppen rechtlich wohl kaum begründen. Der grundrechtlich gesicherte Persönlichkeitsschutz (Art. 1; 2 II GG) und das Gleichheitsgebot (Art. 3 III GG) ließen dies nicht zu: die abstrakt-allgemeine Gefährdung könne nie Zwangsuntersuchungen rechtfertigen. Arzt und Jurist fanden hier nicht zu demselben Ergebnis.

An beide Referenten richtete *Bierich* die Frage, ob das sogenannte „Krankentestament" nicht stärker zu beachten sei. Dem entgegnete *Günther,* entscheidend sei ausschließlich die konkrete Krankheitssituation des Sterbenden: wiederhole sich bei Schwerkranken die Notwendigkeit zu bestimmten, lebensverlängernden Maßnahmen, die der Patient ablehne, sei der Wille des Kranken zu beachten; im übrigen seien Patiententestamente irrelevant, weil nie bezogen auf den − eben unbestimmbaren − zukünftigen Eintritt der konkreten Sterbesituation.

Wuermeling wies auf die Differenz zwischen der deutschen und der amerikanischen Rechtsauffassung hin. Während in den USA Patiententestamente beachtet würden, erachte man sie in Deutschland als weitestgehend unerheblich. Er selbst teile die Meinung deutscher Gerichte. In der konkreten Todessituation erstarke fast immer der Lebenswille des Sterbenden. Das „Patiententestament" verböte dann die einzuleitende ärztliche Hilfe; vor einer absoluten Bindung des Arztes an das „Patiententestament" sei daher zu warnen.

Dilling verlagerte die Diskussion vom Willen des Kranken zu dem Problem eines „Todes in Würde".

P. Koslowski kritisierte an *Vossenkuhls* Kommentar, daß die Würde des Menschen allein aus dem vernunfterhellten Willen resultiere. Dies gelte nur für Menschen im Vollbesitz ihrer Kräfte. Er bezog sich auf den Vortrag *Dillings*, der eindrücklich das Schutzrecht des Kranken betont hatte. Über die Freiheit des vernunfterhellten Willens lasse sich daher nur unzureichend die Würde des Kranken begründen. So sei der Autonomiegedanke bereits in der Antike exemplarisch im Mythos des Olympiers ausgedrückt. Der römische Kaiser Commodus habe als Mars verkleidet Jagd auf als Giganten verkleidete Krüppel gemacht. Die christliche Tradition habe demgegenüber in der Willensfreiheit *eine*

Manifestation der Würde des Menschen gesehen, welche ihrerseits im Sosein der Person als Geschöpf Gottes wurzele.

Vossenkuhl verwies auf die begrenzte Reichweite seiner Argumentation. Sie besage nur, daß der Wille nicht von der Würde des Menschen trennbar sei, keineswegs, daß allein der Wille zähle. Im Streit um die Grenzen der „Voluntas aegroti" sei der Position *Schwemmles* zu folgen; die Würde des Menschen begründe als transzendentales Prinzip alle Einzelbestimmungen der Rechte und Pflichten jedes einzelnen. Sie sei nicht definierbar, jedoch sehr leicht verletzt. Der Wille des Kranken sei von daher nicht oberster Maßstab ärztlichen Tuns.

Günther genügten *Vossenkuhls* Ausführungen nicht, weil sie das Konkretheitserfordernis rechtlicher Normierung nicht befriedigten.

Krings vermittelte zwischen dem Autonomiegedanken und einem metaphysisch fundierten naturrechtlichem Verständnis der „Würde": Die Würde müsse kommunikativ anerkannt werden, jedoch sei daran zu erinnern, daß auch der ruhende Wille geachtet wird. So betrachtet gehöre der Wille zur Würde, ohne allein ausschlaggebend zu sein.

Wuermelings Bemerkung, Würde habe man als Mitglied der Gattung, veranlaßte *Schwemmle* zur Frage nach den Grenzen der Zwangsernährung von Terroristen sowie dem Ende des ärztlichen Auftrags zur Hilfeleistung bei sterbenden Selbstmördern. *Günther* wies darauf hin, daß die Zwangsernährung erst beginnen dürfe, wenn der Hungerstreikende so geschwächt sei, daß die Ausübung seines Willens nicht mehr möglich, der Hungernde mithin nicht mehr entscheidungsfähig sei. Ähnliches gelte für Selbstmordversuche. Nach § 101 StVollzG finde die Zwangsernährung bei Unzumutbarkeit für den Arzt ihre Grenze. Im Falle des Freitodes sieht die Rechtsprechung eine Handlungspflicht des Arztes ab dem Zeitpunkt, an dem der Sterbende seine Entscheidungsfähigkeit verliert. Die Pflicht zur Hilfe erlösche erst da, wo eine Behandlung unzumutbar werde.

L. Koslowski bezog sich sowohl auf den Kommentar von *Vossenkuhl* als auch den Vortrag von *Mangold:* Tun und Unterlassen seien bei ärztlichen Handlungen keineswegs gleichwertig. Das Abschalten einer Herz-Lungen-Maschine erscheine zwar als Handlung, sei aber als Beendigung lebensverlängernder Maßnahmen zu werten. Umgekehrt könne die radikale und schonungslose Aufklärung den Gesundheitszustand des Patienten dramatisch verschlechtern.

In diesem Zusamenhang bemerkte *Toellner*, den Tod verkünden heiße den Tod geben nach allgemeiner ärztlicher Erfahrung. Die Radikalaufklärung der „Defensivmedizin" mute dem Patienten Entscheidungen zu, zu denen der Kranke nicht fähig sei. Zwar seien Verbote des Patienten immer zu respektieren, jedoch dürfe man nicht dem Kranken die Verantwortung für eine ganze Therapie aufbürden. *Dilling, Schwemmle* und *Krings* erinnerten daran, daß das Vergessen sehr schnell und umfassend erfolge, ja, bei den Patienten ein Verdrängungsmechanismus einsetze, der belege, daß die Kranken nur so weit aufgeklärt werden, wie sie es *wollen.*

Vossenkuhl erachtete die umfassende Information des Patienten als notwendig: mitverantwortlich könne nur ein Kranker sein, der frei den Arzt seines Vertrauens wählen könne. Dem konnten die Ärzte nur begrenzt zustimmen. *Toellner* entgegnete, daß eine umfassende Information des Kranken zwar nötig und der verunsicherte Patient notfalls an andere Experten zu verweisen sei, jedoch lehre die Erfahrung, daß Patienten nie entsprechend der Sachlage, sondern nach ihren persönlichen Eindrücken den Arzt ihres Vertrauens wählten. Dies sei richtig, weil allein das Vertrauen den Mangel an Sachkompetenz und persönlicher Distanz gegenüber der eigenen Betroffenheit des Kranken kompensieren könne.

Schluß

L. Koslowski beendete die Tagung. Das Symposion habe gezeigt: zwar gebe es keine eindeutige Rangordnung zwischen den vier Maximen, jedoch hätten nicht alle Maximen den gleichen Rang. Es sei zu hoffen, daß die ärztlich-juristisch-ökonomisch-philosophische Diskussion etwas zur Klärung des Geltungsbereiches der ethischen Gebote beigetragen habe.

Reihe CIVITAS Resultate

Herausgegeben im Auftrag der CIVITAS. Gesellschaft zur Förderung von Wissenschaft und Kunst e. V.

Bd. 1 *Fortschritt ohne Maß? Eine Ortsbestimmung der wissenschaftlich-technischen Zivilisation,* hrsg. von Reinhard Löw, Peter Koslowski, Philipp Kreuzer, München (Piper) 1981, 284 S.
Mit Beiträgen von Erwin Chargaff, Hermann Krings, Ludger Oeing-Hanhoff, Hans Jonas, Robert Spaemann, Niklas Luhmann, Peter Menke-Glückert, Günter Altner, Kenneth E. Boulding, Norbert Kloten, Norman Macrae, Wolfhart Pannenberg.

Bd. 2 *Atomkraft – ein Weg der Vernunft? Eine kritische Abschätzung der Konsequenzen der Kernenergie,* hrsg. von Philipp Keuzer, Peter Koslowski, Reinhard Löw, München (Piper) 1982, 382 S.
Mit Beiträgen von Philipp Kreuzer, Dieter von Ehrenstein, John W. Gofman, Wolfgang Jacobi, Leo Koslowski, Ronnie D. Lipschutz, Ewald Gaul, Bruno S. Frey, Klaus Michael Meyer-Abich, Günter Altner, Hasso Hofmann, Alvin M. Weinberg, Robert Spaemann.

Bd. 3 *Die Verführung durch das Machbare. Ethische Konflikte in der modernen Medizin und Biologie,* hrsg. von Peter Koslowski, Philipp Kreuzer, Reinhard Löw, Stuttgart (S. Hirzel) 1983, 216 S.
Mit Beiträgen von Peter Hans Hofschneider, Karl Illmensee, Reinhard Löw, Albin Eser, Leo Koslowski, Peter Koslowski, Heinrich Schipperges, Wolfgang Wickler, Wilhelm Vossenkuhl.

Bd. 4 *Chancen und Grenzen des Sozialstaats,* hrsg. von Peter Koslowski, Philipp Kreuzer, Reinhard Löw, Tübingen (J. C. B. Mohr [Paul Siebeck]) 1983, 265 S.
Mit Beiträgen von Peter Koslowski, Niklas Luhmann, Dieter Grimm, Hans F. Zacher, Richard A. Musgrave, James M. Buchanan, Bruno S. Frey, Werner W. Pommerehne, Charles Beat Blankart, Klaus-Dirk Henke, Bernhard Külp, Winfried Schmähl, Robert Hettlage, Joseph Huber, Norbert Blüm, Hans-Jochen Vogel, Hermann Krings, Ernst-Wolfgang Böckenförde, Klaus Hartmann, Thilo Sarrazin.

Bd. 5 *Evolution und Freiheit. Zum Spannungsfeld von Naturgeschichte und Mensch,* hrsg. von Peter Koslowski, Philipp Kreuzer, Reinhard Löw, Stuttgart (S. Hirzel) 1984, 196 S.
Mit Beiträgen von Hermann Haken, Stephen Jay Gould, Hans Mohr, Reinhard Löw, Jack Hirshleifer, Peter Koslowski, Reinhart Maurer, Hans Jonas, Hermann Krings.
Japanische Übersetzung 1991 bei Sangyo-Tosho Publishing Comp., Tokyo.

Bd. 6 *Evolutionstheorie und menschliches Selbstverständnis,* hrsg. von Robert Spaemann, Peter Koslowski, Reinhard Löw, Weinheim (Acta humaniora) 1984, 104 S.
Mit Beiträgen von Wolfgang Stegmüller, Friedrich Kambartel, Hans Michael Baumgartner, Robert Spaemann, Reinhard Löw.

Bd. 7 *Economics and Philosophy,* hrsg. von Peter Koslowski, Tübingen (J. C. B. Mohr [Paul Siebeck]) 1985, 284 S.
Mit Beiträgen von James M. Buchanan, Francesco Forte, Peter Koslowski, Hans Albert, R. Max Hartwell, Mark A. Lutz, Emil Küng, Wilhelm Vossenkuhl, Karl Homann, Terence W. Hutchison, Jack Wiseman, Axel Leijonhufvud, Karl Brunner, Serge-Christophe Kolm, Louis Dumont, Bruno S. Frey, Friedrich Kambartel, John Skorupski.

Bd. 8 *Die religiöse Dimension der Gesellschaft. Religion und ihre Theorien,* hrsg. von Peter Koslowski, Tübingen (J. C. B. Mohr [Paul Siebeck]) 1985, 308 S.
Mit Beiträgen von Robert Spaemann, Thomas Luckmann, Odo Marquard, Wolfhart Pannenberg, Peter Koslowksi, Reinhart Maurer, Hans Maier, Hermann Lübbe, Günter Lanczkowski, Walter Kasper, Hermann Krings, Ntumba Tshiamalenga, Willi Oelmüller, Kurt Hübner, Karlfried Gründer, Ludger Honnefelder.

Bd. 9 *Evolutionismus und Christentum,* hrsg. von Robert Spaemann, Reinhard Löw, Peter Koslowski, Weinheim (VCH/Acta humaniora) 1986, 152 S.
Mit Beiträgen von Joseph Cardinal Ratzinger, Robert Spaemann, Reinhard Löw, Peter Koslowski, Leo Scheffczyk, Hans-Eduard Hengstenberg, Christoph Schönborn, Timothy Lenoir, Papst Johannes Paul II.

Bd. 10 *Moderne oder Postmoderne? Zur Signatur des gegenwärtigen Zeitalters,* hrsg. von Peter Koslowski, Reinhard Löw, Robert Spaemann, Weinheim (VCH/Acta humaniora) 1986, 291 S.
Mit Beiträgen von Robert Spaemann, Odo Marquard, Manfred Sommer, Kurt Hübner, Reinhard Löw, Giacomo Marramao, Ernst-Wolfgang Böckenförde, Hermann Krings, Claus Offe, Peter Koslowski, Heinz-Günter Vester, Charles Jencks, Wolfgang Welsch, Reinhart Maurer.

Bd. 11 *Individual Liberty and Democratic Decision-Making. The Ethics, Economics, and Politics of Democracy,* hrsg. von Peter Koslowski, Tübingen (J. C. B. Mohr [Paul Siebeck]) 1987, 219 S.
Mit Beiträgen von James S. Fishkin, Ernst Vollrath, James M. Buchanan, Ralf Dahrendorf, Peter Koslowski, Francesco Forte, Serge-Christophe Kolm, Mancur Olson, Richard Rose, Peter Graf Kielmansegg, Ronald Inglehart, Robert A. Dahl.
Eine gekürzte Übersetzung ins Deutsche von Band 11 erschien 1989 unter dem Titel *Individuelle Freiheit und demokratische Entscheidung* in der Reihe des Walter Eucken Instituts, Bd. 123, bei J. C. B. Mohr (Paul Siebeck) Tübingen, 114 S.

Bd. 12 *Expertenwissen und Politik,* hrsg. von Reinhard Löw, Peter Koslowski, Robert Spaemann, Weinheim (VCH/Acta humaniora) 1989, 139 S.

Mit Beiträgen von Hermann Krings, Robert Spaemann, Lutz-Georg Stavenhagen, Erwin Deutsch, Peter Koslowski, Hermann Lübbe, Reinhard Löw, Rudolf Schulten, Manfred Steinbach.

Bd. 13 *Maximen in der Medizin,* hrsg. von Leo Koslowski, Stuttgart – New York (Schattauer) 1992, 157 S.

Mit Beiträgen von Leo Koslowski, Hermann Krings, Rudolf Ferlinz, Konrad Adam, Ulrich Steinvorth, Hubert Poliwoda, Konrad Schwemmle, Johannes Dichgans, Peter Koslowski, Horst Dilling, Wolfgang Mangold, Reinhard Löw, Klaus Wieland, Hans-Ludwig Günther, Hans-Bernhard Wuermeling, Richard Toellner, Wilhelm Vossenkuhl.